苏州市老年人健康素养
——基本知识、技能及释义

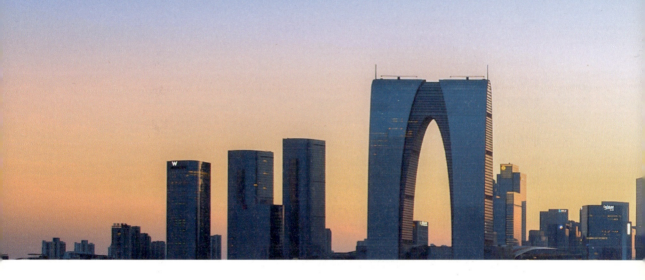

苏州市老科技工作者协会
苏州市疾病预防控制中心 编著

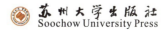

图书在版编目（CIP）数据

苏州市老年人健康素养：基本知识、技能及释义 / 苏州市老科技工作者协会, 苏州市疾病预防控制中心编著. —苏州：苏州大学出版社, 2021.12
　ISBN 978-7-5672-3789-6

　Ⅰ.①苏… Ⅱ.①苏… ②苏… Ⅲ.①老年人－保健－基本知识　Ⅳ.① R161.7

中国版本图书馆 CIP 数据核字 (2021) 第 279486 号

书　　名	苏州市老年人健康素养：基本知识、技能及释义 Suzhoushi Laonianren Jiankang Suyang：Jiben Zhishi、Jineng ji Shiyi
编　　著	苏州市老科技工作者协会 苏州市疾病预防控制中心
责任编辑	杨　华
装帧设计	陆思佳
封面设计	陆思佳
出版发行	苏州大学出版社（Soochow University Press）
社　　址	苏州市十梓街 1 号　邮编：215006
印　　刷	苏州市深广印刷有限公司
网　　址	www.sudapress.com
邮　　箱	sdcbs@suda.edu.cn
邮购热线	0512-67480030
销售热线	0512-67481020
开　　本	787 mm×1 092 mm　1/16
印　　张	6.25
字　　数	60 千字
版　　次	2021 年 12 月第 1 版
印　　次	2021 年 12 月第 1 次印刷
书　　号	ISBN 978-7-5672-3789-6
定　　价	28.00 元

凡购本社图书发现印装错误，请与本社联系调换。服务热线：0512-67481020

编委会

主　　　　任：王少东
常务副主任：卜　秋
副　主　任：史建华　刘　芳　时秋芳
顾　　　　问：陈建勋　吴蠡荪

委　员（按姓名笔画排序）：
　　于可人　史建华　刘　强　刘贵祥　刘俊宾　时秋芳
　　吴敬之　邹　树　沈先荣　陆　艳　陈立凌　陈学良
　　赵秀萍　郝跃峰　姜　左　姚建华　栾　琳　郭鉴玲
　　黄桥梁　蒋　骏　傅卓华　谭秋生　潘耀东　滕臣刚

编写人员

主　编：刘　芳　潘耀东　史建华
副主编：时秋芳　黄桥梁

编　者（按姓名笔画排序）：
　　　王　波　车艳军　孔凡龙　史建华　吕永良　刘　芳
　　　刘　强　李　渊　邴鹏飞　时秋芳　吴蠡苏　邹　树
　　　张　可　陆　艳　陈建助　欧阳八四　郝跃峰　郭鉴玲
　　　黄桥梁　傅卓华　潘耀东

指导专家（按姓名笔画排序）：
　　　于可人　成兴波　刘贵祥　刘俊宾　杜向东　李小宁
　　　吴永华　吴蠡苏　张　钧　张　俐　陈建勋　陈竞纬
　　　郝跃峰　徐　勇　蒋廷波　甄世祺

序

习近平总书记在党的十八大报告中指出，健康是促进人的全面发展的必然要求。党的十九大报告又指出，人民健康是民族昌盛和国家富强的重要标志，并对"实施健康中国战略"做出全面部署，倡导全民健康文明的生活方式，树立大卫生、大健康的观念，把以治病为中心转变为以健康为中心，建立健全全民健康教育体系，提升全民健康素养。

健康素养是指个人获取和理解基本健康信息和服务，并运用这些信息和服务做出正确决策，以维护和促进自身健康的能力。这种能力将在自我健康管理的实践中不断提升。健康素养是一个国家或地区经济社会发展水平的综合反映，也是公民健康的决定因素之一。

随着经济社会的发展和我市全民健康素养促进工作的深入，全市居民健康素养水平不断提升，从2009年的15.3%提高到2020年的38.96%。10余年健康素养水平百分数翻了一番多。但是，60—69岁的老年人健康素养水平一直处于较低水平，在10%的水平上下波动。尤其是健康生活方式与行为和慢性病防治的素养水平最低，加上近年新报告艾滋病患者（感染者）年龄构成中老年人感染率逐年增高的趋势，突出反映了老年人健康素养的薄弱。

另外，近年健康素养监测研究发现，健康素养水平的高低与个人是否患慢性病及自身健康与否密切相关。老年人是慢性病的高发人群，健康状况不容乐观。据江苏省2017年抽样调查，60岁及以上老年人患有慢性病比例为77.4%，80岁及以上高龄老年人患有慢性病比例达到85.3%。患病率、致残率、死亡率和医疗费用持续攀升，严重影响了健康寿命和生活质量。老年人接受健康知识和服务迫切，但获取、理解、甄别、应用健康信息的能力较弱。在当今苏州平均期望寿命不断提升，老龄化持续加深，全市进入深度老龄化社会的背景下，我们制定的《苏州市老年人健康素养——基本知识、技能及释义》是深入推动健康中国行动，特别是推进我市老年健康促进行动出台的一项具体举措，同时为基层卫生工作专兼职人员和广大老年居民提供了一本系统性、实用性及操作性强的老年人健康素养指南，也为卫生行政等部门出台相关卫生政策提供了参考依据。这一制定对加快我市以治病为中心向以人民健康为中心的转变，不断提高老年人的健康水平、改善老年人生活质量、实现健康老龄化社会具有十分重要的现实意义，定将为建设健康苏州、打造健康中国的典范城市再上新台阶发挥积极的促进作用。

苏州市老科技工作者协会会长　王少东

2021年6月28日

前　言

　　为进一步贯彻落实《"健康中国2030"规划纲要》及《健康中国行动（2019—2030年）》全面提升居民健康素养水平的要求，在编委会和多位专家的辛勤努力下，《苏州市老年人健康素养——基本知识、技能及释义》应运而生，在国内率先出版。

　　老年人接受健康知识和服务的要求迫切，但是他们获取、理解、甄别、应用健康信息的能力较弱。近年来，苏州市居民健康素养监测发现，在苏州市总体健康素养水平逐年上升的大背景下，老年人的健康素养水平在全市人口中一直处于较低水平，尤其是老年人健康生活方式与行为和慢性病防治的素养水平垫底。针对这一现象，苏州市老科技工作者协会与苏州市疾病预防控制中心联合行动，邀请预防医学和临床医学专家，通过文献检索、数据分析、现场调研、访谈等方法，在《中国公民健康素养——基本知识与技能（2015年版）》的基础上，删除了与老年人无关或者关联度不大的条文，并紧紧围绕国家下发的老年健康核心信息，增加了一些老年人特别需要的条文。另外，还针对老年人的需要更新修改和完善了一些最新知识与技能，因而形成了《苏州市老年人健康素养——基本知识、技能及释义》。

《苏州市老年人健康素养——基本知识、技能及释义》包括基本知识和理念、健康生活方式和行为及基本技能三个方面，总计66条，每一条后面有相应的释义，内容涵盖饮食、运动、心理健康、慢性病、传染病防控、中医养生、临床重要指标解读及健康自我管理能力等与老年人健康密切相关的方方面面。与《中国公民健康素养——基本知识与技能（2015年版）》相比，本书删除了一些与老年人无关的健康知识与技能，还更新了陈旧的健康知识与技能，并有了更多的创新。比如，首次引入了老年人正确认识衰老和死亡的观念、中医养生保健观念；首次加入了慢性病预防关口前移、自我健康管理等理念；考虑老年人是慢性病高发群体，本书又加入了影响老年人健康的主要临床指标，如血脂等；本书还增加了对于一些突发危险状态的识别和处理方法，如学会"中风120"、识别脑卒中预警信号等，并列出了相应救治中心名单；针对急性传染病的预防，我们把使用公勺公筷、戴口罩等卫生习惯纳入了健康生活方式；等等。在基本技能方面，我们专门增加了正确测量血压的内容，以教会老年人正确选择当今品目繁多的各种电子血压计，以及正确测量血压的方法。另外，本书充分考虑了老年人身体状况特点，在一级预防基础上加入了二级预防知识，实现了科学性和可操作性的结合，以使本书成为老年人健康生活的必备指南。

目前，社会上一些与健康相关的不规范的商业公司、企业打着"养生"的旗号,传播不规范的健康知识与理念,影响了老年人对健康知识、信息和服务的正常获取。本书的出版将更有助于强化我市老年人获取专业权威健康信息和服务的能力,更有针对性地促进全市老年人健康素养水平的提升。在建设健康中国的顶层设计下,本书必将为建设健康苏州、打造健康中国典范城市贡献一份力量。

《苏州市老年人健康素养——基本知识、技能及释义》编写组

2021 年 1 月 28 日

苏州市老年人健康素养——基本知识、技能及释义

健康是促进人的全面发展的必然要求

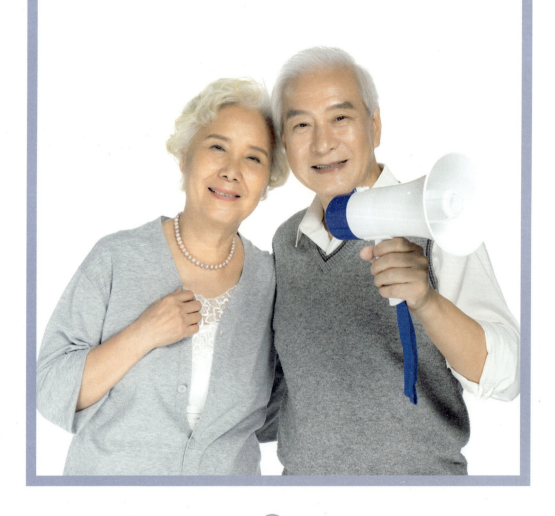

目 录

第一部分　苏州市老年人健康素养——基本知识与技能 / 01
　　一、基本知识和理念 / 02
　　二、健康生活方式和行为 / 04
　　三、基本技能 / 07

第二部分　苏州市老年人健康素养——基本知识与技能释义 / 09
　　一、基本知识和理念 / 10
　　二、健康生活方式和行为 / 37
　　三、基本技能 / 65

主要参考文献 / 79

附　录 / 82
　　一、苏州市卒中救治中心名单 / 82
　　二、苏州市胸痛救治中心名单 / 84
　　三、苏州市创伤救治中心名单 / 85

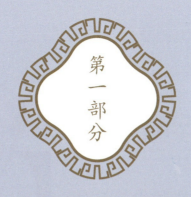

第一部分

苏州市老年人健康素养
——基本知识与技能

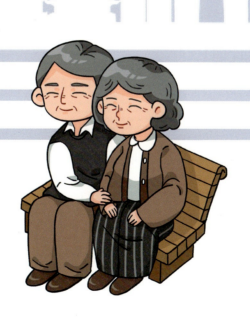

苏州市老年人健康素养——基本知识、技能及释义

一、基本知识和理念

1. 健康不仅仅是没有疾病或虚弱，还是身体、心理和社会适应的完好状态。

2. 每个人都有维护自身和他人健康的责任，健康的生活方式能够维护和促进自身健康。

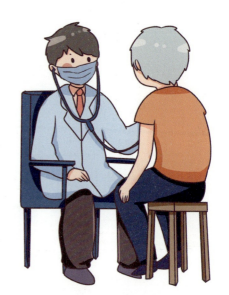

3. 正确认识衰老和死亡，树立积极的老龄观和死亡观。

4. 预防控制慢性病要关口前移，从防控疾病前移到防控产生疾病的健康危险因素。

5. 定期进行健康检查，并监测健康危险因素的发展、变化，进行自我健康管理。

6. 自我健康管理可以从源头上阻断或者控制慢性病的自然进程。

7. 成年人的正常血压为收缩压 ≥ 90 mmHg 且 < 140 mmHg，舒张压 ≥ 60 mmHg 且 < 90 mmHg；腋下体温 36 ℃ ~ 37 ℃；平静呼吸 16 ~ 20 次 / 分；心率 60 ~ 100 次 / 分。

8. 关注血压变化，控制高血压危险因素，高血压患者要学会自我健康管理。

9. 关注血糖变化，控制糖尿病危险因素，糖尿病患者应

当加强自我健康管理。

10. 关注血脂异常，减少动脉粥样硬化性疾病的发生。

11. 关注慢性阻塞性肺病（简称"慢阻肺"），定期进行肺功能检查。

12. 积极参加癌症筛查，及早发现癌症和癌前病变。

13. 重视跌倒风险，积极预防跌倒。

14. 重视骨质疏松症和骨关节疾病的预防。

15. 尽早识别老年痴呆，早期干预，保持生活质量。

16. 接种疫苗是预防一些传染病最有效、最经济的措施。儿童出生后应按照免疫规划程序接种疫苗，老人应知晓和自愿接种相关疫苗预防疾病。

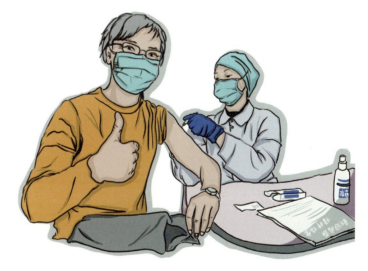

17. 在流感流行季节前接种流感疫苗可减少患流感的机会，或减轻患流感后的症状。

18. 艾滋病、乙肝和丙肝通过血液、性接触和母婴三种途径传播，日常生活和工作接触不会传播。

19. 肺结核主要通过病人咳嗽、打喷嚏、大声说话等产生的飞沫核传播；出现咳嗽、咳痰2周以上，或痰中带血，应及时检查是否得了肺结核。

20. 坚持规范治疗，绝大部分肺结核病人能够治愈，并能有效预防耐药结核的产生。

21. 家养犬、猫应接种兽用狂犬病疫苗；人被犬、猫抓伤、咬伤后，应立即冲洗伤口，并尽快注射狂犬病免疫球蛋白（或血清）和人用狂犬病疫苗。

22. 预防蚊子、苍蝇、老鼠、蟑螂等传播疾病。

23. 发现病死禽畜要报告，不加工、不食用病死禽畜，不食用野生动物。

24. 保健食品不是药品，应正确选用保健食品。

25. 中医养生保健，是指在中医理论指导下，通过各种方法达到增强体质、预防疾病、延年益寿目的的保健活动。

二、健康生活方式和行为

26. 健康生活方式主要包括合理膳食、适量运动、戒烟限酒、心理平衡，是1992年世界卫生组织发表的《维多利亚宣言》中提出的"人类健康四大基石"。

27. 保持正常体重，避免超重与肥胖。

28. 膳食多样，谷类为主，多吃蔬菜、水果和薯类，注意荤素、粗细搭配。

29. 提倡每天食用奶类、豆类及其制品,牛奶、豆浆不能互相代替。

30. 膳食要清淡,要少盐、少油、少糖,食用合格碘盐。

31. 注意预防营养不良和贫血,不得随意增减食物摄入量,摄入充足的瘦肉、动物肝脏、血及家禽、鱼虾和大豆制品。

32. 讲究饮水卫生,每天适量饮水。就餐使用公筷、公勺和分餐。

33. 生、熟食品要分开存放和加工,生吃的蔬菜和水果要洗净,不吃变质、超过保质期的食品。

34. 每日应当进行适量的身体活动。动则有益,贵在坚持。

35. 吸烟和二手烟暴露会导致癌症、心血管疾病、呼吸系统疾病等多种疾病。

36. "低焦油卷烟""中草药卷烟"不能降低吸烟带来的危害。

37. 任何年龄戒烟均可获益,戒烟越早越好。戒烟门诊可提供专业戒烟服务。

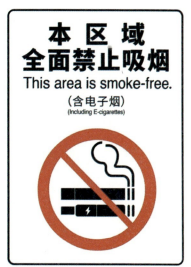

38. 少饮酒,不酗酒。

39. 遵医嘱使用镇静催眠药和镇痛药等成瘾性药物,预防药物依赖。

40. 劳逸结合，每天保证充足（6～8小时）睡眠，养成良好的睡眠习惯。

41. 重视和维护心理健康，学会自我疏导，遇到心理问题时应主动寻求帮助。

42. 重视个人血压和血糖值，定期自我监测血压，定期监测血糖。

43. 学会"中风120"，识别脑卒中预警信号。

44. 做好冠心病预防，识别心肌梗死典型症状。

45. 勤洗手，常洗澡，早晚刷牙，饭后漱口，不共用毛巾和洗漱用品。

46. 环境与健康息息相关，保护环境，促进健康。垃圾投放要分类。空气污染时，老年人应减少或停止户外活动。

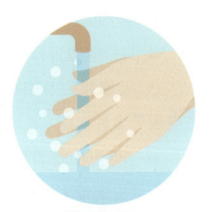

勤洗手

47. 根据天气变化和空气质量，适时开窗通风，保持室内空气流通。

48. 不在公共场所吸烟、吐痰，咳嗽、打喷嚏时遮掩口鼻。

49. 科学就医，戴口罩及时就诊，遵医嘱治疗，理性对待诊疗结果。

50. 合理用药，能口服不肌注，能肌注不输液，在医生指导下使用抗生素。

51. 戴头盔，系安全带，不超速，不酒驾，不疲劳驾驶，减少道路交通伤害。

52. 关注视听功能下降和压力性尿失禁的预防。

53. 积极参与社会活动，外出时随身携带健康应急卡。

三、基本技能

54. 关注健康信息，能够获取、理解、甄别、应用健康信息。

55. 能看懂食品、药品、保健品的标签和说明书。

56. 会识别常见的危险标识，如高压、易燃、易爆、剧毒、放射性、生物安全等，远离危险物。

57. 会测量脉搏和腋下体温。

58. 重视生殖健康，避免不安全性行为，减少感染艾滋病、性病的危险。

59. 妥善存放和正确使用农药等有毒物品，谨防儿童接触。过期药品及时处置。

60. 寻求紧急医疗救助时拨打120，寻求健康咨询服务时拨打12320。

61. 发生创伤出血量较多时，应立即止血、包扎；对怀疑骨折的伤员不要轻易搬动。

62. 遇到呼吸、心博骤停的伤病

员，会进行心肺复苏。

63. 抢救触电者时，要首先切断电源，不要直接接触触电者。

64. 发生火灾时，用湿毛巾捂住口鼻，低姿逃生，拨打火警电话119。

65. 发生地震时，选择正确避震方式，震后立即开展自救和互救。

66. 会进行家庭血压正确测量。

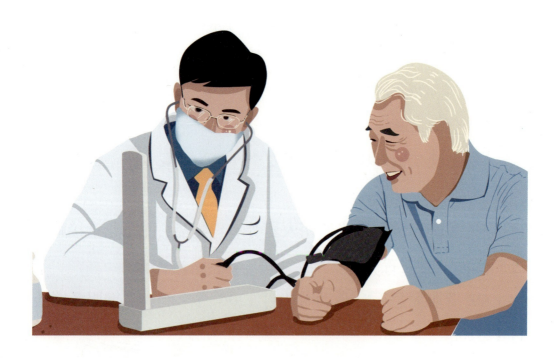

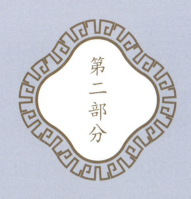

苏州市老年人健康素养
——基本知识与技能释义

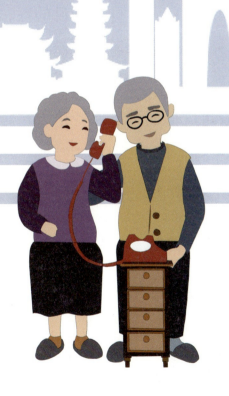

一、基本知识和理念

1. 健康不仅仅是没有疾病或不虚弱，还是身体、心理和社会适应的完好状态。

世界卫生组织（WHO）提出的这个定义提示我们：健康不仅仅是无疾病、不虚弱，它还涉及身体、心理和社会适应三个方面。

身体健康表现为体格健壮，人体各器官功能良好。

心理健康是指一种良好的心理状态，能够恰当地认识和评价自己和周围的人和事，有和谐的人际关系（包括家庭成员、朋友、同事等），情绪稳定，行为有目的性，不放纵，能够应对生活中的压力，能够正常学习、工作和生活，对家庭和社会有所贡献。

社会适应是指通过自我调节保持个人与环境、社会及在人际交往中的均衡与协调。

中国健康老年人标准(2013年)有以下几点。

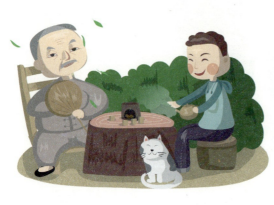

第一，重要脏器的增龄性改变，但未导致功能异常；无重大疾病；相关高危因素控制在与其年龄相适应的达标范围内；具有一定的抗病能力。

第二，认知功能基本正常；能适应环境；处事乐观积极；自我满意或自我评价好。

第三，能恰当地处理家庭和社会人际关系，积极参与家庭和社会活动。

第四，日常生活活动正常，生活自理或基本自理。

第五，营养状况良好，体重适中，保持良好的生活方式。

2. 每个人都有维护自身和他人健康的责任，健康的生活方式能够维护和促进自身健康。

每个人都有获取自身健康的权利，也有不损害和（或）维护自身及他人健康的责任。

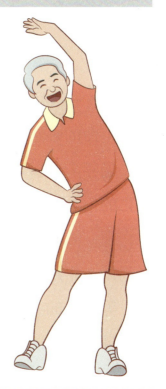

每个人都可以通过养成并坚持符合自身和家庭特点的健康的生活方式获取健康，提高生活质量。预防为主，越早越好。选择健康的生活方式是最好的人生投资。

提高公民的健康水平，需要国家和社会全体成员共同努力，营造一个有利于健康的支持性环境。

3. 正确认识衰老和死亡，树立积极的老龄观和死亡观。

衰老是机体对环境的生理和心理适应能力进行性降低，逐

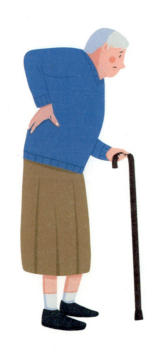

渐趋向死亡的现象。衰老可分为两类：生理性衰老和病理性衰老。前者指成熟期后出现的生理性退化，后者指由于各种外来因素（包括各种疾病）所导致的老年性变化。衰老具有普遍性、内因性、进行性及有害性。

尽管衰老是不可避免的，但延缓衰老是可能的。老年人做到规律生活、合理饮食、平衡营养、适当运动、保持积极良好的心态、定期体检、控制治疗慢性疾病等是延缓衰老、延长寿命的重要措施。

死亡指丧失生命，即生命终止。死亡作为疾病的一种转归，也是生命的必然规律。

老年人要坚定自己的信念。老年人要树立抗衰老、不惧怕死亡的信念，主观上决不因年老而气馁，树立积极的老龄观和死亡观。人有生就必有死，这是不可抗拒的自然规律。老年人要利用老年期的宝贵时间，安排好自己的晚年生活，在身体、精力等尚可的条件下，做到老有所学、老有所为、老有所乐，保持身心健康，珍惜时间，发挥余热，愉快地度过晚年。

4. 预防控制慢性病要关口前移，从防控疾病前移到防控产生疾病的健康危险因素。

慢性病是健康危险因素长期反复积累、伤害人体的结果。不良生活方式早期对健康产生风险，在长期且持续的影响下，发生高风险新陈代谢紊乱现象，接着发生早期病变，出现临床症状，形成疾病，产生并发症，导致残疾，最后走向死亡（图1）。这个过程需要几年到十几年，甚至几十年的时间。老年人是慢性病的高危人群。

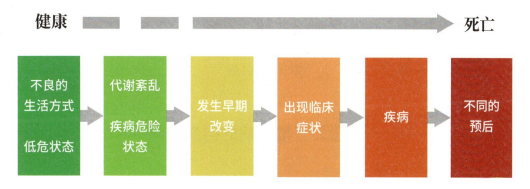

图1　从健康发展到疾病（死亡）

在漫长的慢性病形成过程中有三个阶段。第一是根本性危险因素影响阶段。这些危险因素如不良生活方式、遗传、年龄等。第二是危险因素深度影响阶段。在这个向疾病过渡的阶段会出现一系列新陈代谢紊乱现象，例如超重与肥胖、高血压、高血糖、血脂异常、高血尿酸、免疫力下降等。如果养成健康生活方式，防控措施得当，代谢紊乱现象可以逆转，恢复健康。如果前面两个阶段的危险因素积累、叠加并继续发展，必然发展到第三个结局阶段，出现各种不可逆转的慢性病阶段。这些慢性病，如冠心病、脑卒中、恶性肿瘤、慢性阻塞性肺病、周围血管疾病等（图2）。

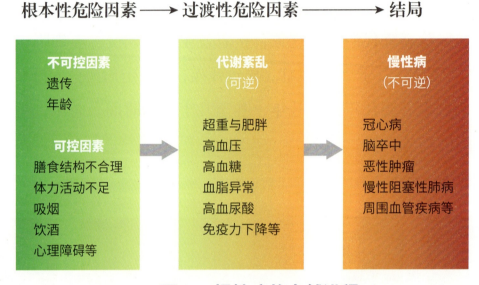

图2　慢性病的自然进程

因此，预防控制慢性病的关口，要从早发现、早诊断、早治疗疾病，前移到早发现、早干预、早控制健康危险因素。

5. 定期进行健康检查，并监测健康危险因素的发展、变化，进行自我健康管理。

通过定期健康检查，了解身体健康状况，及早发现两类健康危险因素（不良生活方式和超重与肥胖、高血压、高血糖、血脂异常等新陈代谢紊乱现象）及疾病。及时干预健康危险因素，在医生的指导下进行自我健康管理。有针对性地改变不良行为习惯，在养成健康生活方式的基础上，定期检查、监测和合理用药（图3），控制代谢紊乱现象，预防控制慢性病。

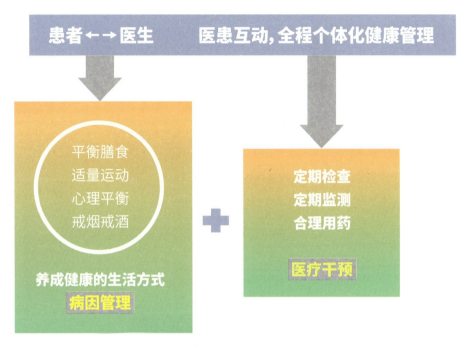

图3　健康管理干预模式图

6. 自我健康管理可以从源头上阻断或者控制慢性病的自然进程。

自我健康管理是对自身健康危险因素的发现、认识和干预的全过程。把发现（通过健康检查、监测）、认识（通过分析、评估健康检查监测结果）、干预（行为干预、医疗干预）健康危险因素三个环节连起来，形成健康管理循环。每循环一周，消除或控制一些危险因素。健康管理循环不断运行，就使你走上健康之路，如图4"自我健康管理循环图"所示。

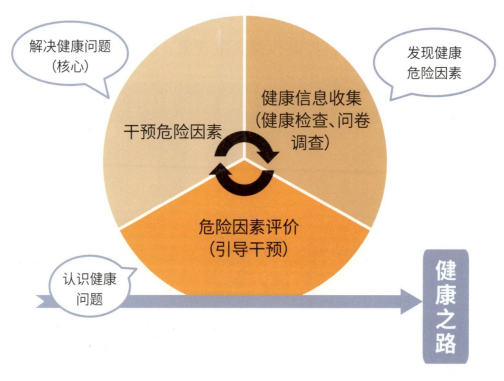

图4　自我健康管理循环图

给自己建个健康档案，列出危险因素的清单；分清主次、先后，制订干预计划；选择干预方法，落实干预措施；监测和评价干预效果，调整监测目标值和措施，进入下一个循环。在维护、促进健康的实践体验中提高自我健康管理能力。

通过自我健康管理，养成健康生活方式，增强体质，逆转新陈代谢紊乱，可以从源头上阻断或者控制慢性病的自然进程（图5）。

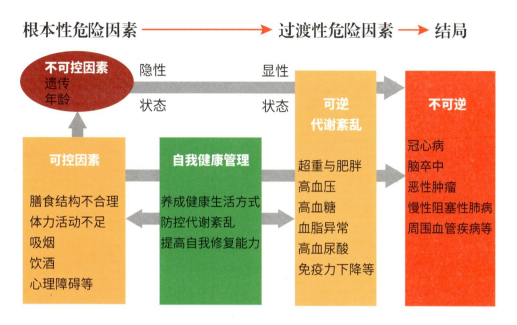

图 5　自我健康管理从源头上阻断或控制慢性病的自然进程

> **7. 成年人的正常血压为收缩压≥90 mmHg 且＜140 mmHg，舒张压≥60 mmHg 且＜90 mmHg；腋下体温 36 ℃～37 ℃；平静呼吸 16～20 次/分；心率 60～100 次/分。**

正常成年人的血压收缩压大于等于 90 mmHg 且小于 140 mmHg，舒张压大于等于 60 mmHg 且小于 90 mmHg。白天略高，晚上略低，冬季略高于夏季。运动、紧张等也会暂时升高。脉压是收缩压与舒张压的差值，正常为 30～40 mmHg。收缩压达到 130～139 mmHg 或舒张压达到 85～89 mmHg 时，称血压正常高值，应当向医生咨询。

老年单纯收缩期高血压指仅收缩压超过正常，而舒张压不高。其定义为：年龄≥60 岁，收缩压≥140 mmHg，舒张压＜ 90 mmHg，即诊断为老年单纯收缩期高血压。

成年人正常腋下体温为 36 ℃～ 37 ℃，早晨略低，下午略高，1 天内波动不超过 1℃，运动或进食后体温会略微增高。体温高于正常范围称为发热，低于正常范围称为体温过低。

正常成年人安静状态下呼吸频次为 16 ～ 20 次 / 分，老年人略慢；呼吸频次超过 24 次 / 分为呼吸过速，见于发热、疼痛、贫血、甲亢及心衰等；呼吸频次低于 12 次 / 分为呼吸过缓。

成年人正常心率为 60 ～ 100 次 / 分，超过 100 次 / 分为心动过速，低于 60 次 / 分为心动过缓。心率的快慢受年龄、性别、运动和情绪等因素的影响。

8. 关注血压变化，控制高血压危险因素，高血压患者要学会自我健康管理。

在未使用降压药物的情况下，非同日 3 次测量的收缩压≥ 140 mmHg 和（或）舒张压≥ 90 mmHg，可诊断为高血压。患者有高血压病史，目前正在服用抗高血压药物，血压虽低于 140/90 mmHg，仍诊断为高血压。

超重或肥胖、高盐饮食、吸烟、长期饮酒、长期精神紧张、体力活动不足者是高血压的高危人群。

高血压患者应遵医嘱服药，定期测量血压和复查。高血压高危人群及高血压患者要养成健康的行为生活方式，食盐摄入量不应超过 6 克 / 日，应多吃水果和蔬菜，减少油脂摄入，做到合理膳食，控制体重，戒烟限酒，适量运动，减轻精神压力，保持心理平衡。

普通高血压患者的血压（收缩压和舒张压）均应严格控制在 140/90 mmHg 以下；糖尿病、慢性肾病、稳定性冠心病、脑卒中后患者的血压控制更宜个体化，一般可以降至 130/80 mmHg 以下；老年人（除不能耐受外）收缩压可降至 140 mmHg 以下。如能耐受，以上全部患者的血压水平还可以进一步降低，有疑问时请咨询专科医生。

根据国家基本公共卫生服务项目的要求，乡镇卫生院（村卫生室）、社区卫生服务中心（站）为辖区居民提供高血压管理服务。血压正常者应至少每年测量 1 次血压，高危人群至少每 6 个月测量 1 次血压，并接受医务人员的健康生活方式

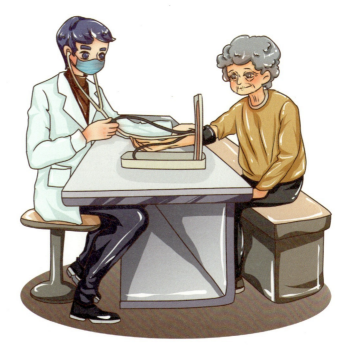

指导。原发性高血压患者每年至少接受 4 次面对面随访和 1 次较全面的健康检查。

高血压患者应掌握家庭自测血压方法，做好血压自我监测，

并在社区医生的指导下做好疾病自我管理。

9. 关注血糖变化，控制糖尿病危险因素，糖尿病患者应当加强自我健康管理。

出现糖尿病症状加上随机血糖 ≥ 11.1 mmol/L，或空腹血糖 ≥ 7.0 mmol/L，或糖负荷 2 小时血糖 ≥ 11.1 mmol/L，可诊断为糖尿病。空腹血糖（FBG）在 6.1 mmol/L ≤ FBG < 7.0 mmol/L 或糖负荷 2 小时血糖（2hPG）在 7.8 mmol/L ≤ 2hPG < 11.1 mmol/L 为糖调节受损，也称糖尿病前期，是糖尿病的极高危人群。

具备以下因素之一，即为糖尿病高危人群：处于糖尿病前期、超重与肥胖、高血压、血脂异常、糖尿病家族史、妊娠糖尿病史、巨大儿（出生体重 ≥ 4 kg）生育史。

糖尿病患者应全面了解糖尿病知识，遵医嘱用药，定期监测血糖和血脂，控制饮食，适量运动，不吸烟，不喝酒，加强疾病自我管理，预防和减少并发症。

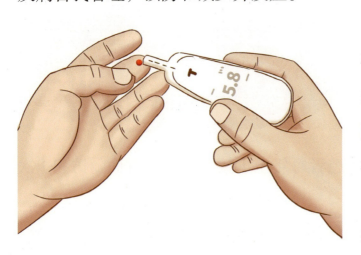

根据国家基本公共卫生服务项目的要求，乡镇卫生院（村卫生室）、社区卫生服务中心（站）为辖区居民提供糖尿病管理服

务。对 2 型糖尿病高危人群进行针对性的健康教育和健康指导，建议其每年至少测量 1 次空腹血糖；对确诊的 2 型糖尿病患者每年提供 4 次免费空腹血糖检测，至少进行 4 次面对面随访及 1 次较全面的健康检查。

10. 关注血脂异常，减少动脉粥样硬化性疾病的发生。

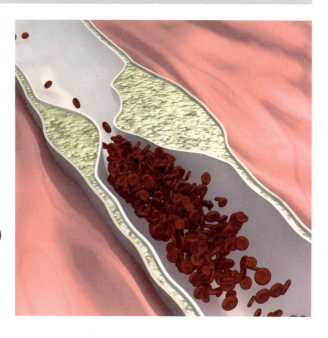

以低密度脂蛋白胆固醇（LDL-C）或血清总胆固醇（TC）升高为特点的血脂异常是动脉粥样硬化性疾病重要的危险因素。降低低密度脂蛋白胆固醇（LDL-C）水平，可显著减少动脉粥样硬化性疾病的发病及死亡风险。

成年人血清总胆固醇（TC）应 ≤ 5.20 mmol/L（200 mg/dl），≥ 5.72 mmol/L（220 mg/dl）为异常。老年人血清总胆固醇（TC）为 5.0～6.5 mmol/L。

成年人低密度脂蛋白胆固醇（LDL-C）应 ≤ 3.12 mmol/L（120mg/dl），≥ 3.64 mmol/L（140 mg/dl）为异常。老年人低密度脂蛋白胆固醇（LDL-C）为 1.8～3.9 mmol/L。

成年人高密度脂蛋白胆固醇（HDL-C）应 ≥ 1.04 mmol/L（40 mg/dl），≤ 0.91 mmol/L（35 mg/dl）为异常。老年人高密度脂蛋白胆固醇（HDL-C）应 > 1.0 mmol/L。

成年人甘油三酯（TG）应 ≤ 1.70 mmol/L（150 mg/dl），≥ 1.70 mmol/L（150 mg/dl）为异常。老年人甘油三酯（TG）为 0.8～2.3 mmol/L。

当已有动脉粥样硬化性疾病，或合并有高血压、糖尿病，或有其他危险因素如吸烟、体重超标等，应咨询专科医生，将血脂降至更低水平。

血脂异常患者应行饮食控制，减少饮食中脂肪和胆固醇的摄入，建议每日脂肪的摄入量以 20～30 克为宜。适量运动，戒烟、限酒。控制体重，身体质量指数（BMI）保持为 18.5～23.9 kg/m²；保持腰围，男性在 90 厘米以下，女性在 85 厘米以下。

定期检查血脂是血脂异常防治和心脑血管病防治的重要措施。如血脂指标仍未能达标，应咨询专业医生，予以药物干预。

11. 关注慢性阻塞性肺病（简称"慢阻肺"），定期进行肺功能检查。

慢阻肺主要涉及肺，但也可引起显著的全身不良反应。其病死率高，是苏州市死因谱中第三位呼吸系统疾病的主要病种之一。

吸烟和被动吸烟是慢阻肺疾病的主要危险因素。此外，厨房油烟、职业性粉尘及化学物质、空气污染、呼吸道感染也是慢阻肺疾病的危险因素。预防慢阻肺，应戒烟（家人也应戒烟），减少厨房油烟，注意保暖，防止伤风感冒，经常进行体育锻炼。

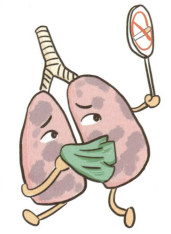

慢阻肺与慢性支气管炎和肺气肿密切相关。当有疾病危险因素接触史，并且咳嗽、咳痰或气促、喘息等呼吸困难症状反复加重时，应考虑慢阻肺。要明确诊断慢阻肺，需要进行肺功能检查。

12. 积极参加癌症筛查，及早发现癌症和癌前病变。

癌症筛查和早期检测是发现癌症和癌前病变的重要途径，有利于癌症的早期发现和及时治疗，因此应积极参加癌症定期检查。成年女性应定期参加宫颈癌和乳腺癌筛查，还应进行乳

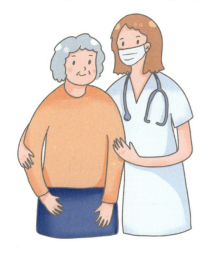

腺自我检查。我国为部分地区农村妇女提供免费的宫颈癌、乳腺癌检查。我国在部分农村高发地区和城市地区开展肺癌、上消化道癌、大肠癌、结直肠癌、肝癌、鼻咽癌等癌症筛查和早诊早治。在常规健康检查中，大便隐血检查也是检测早期肠癌风险的重

要手段，不要忽视。

采取健康生活方式可以预防多种癌症的发生。如戒烟可降低患肺癌的风险；合理饮食可减少结肠癌、乳腺癌、食管癌、肝癌和胃癌的发生；预防和治疗人乳头瘤病毒，可减少宫颈癌的发生。

早发现、早诊断、早治疗是提高癌症治疗效果的关键。重视癌症的早期征兆，出现异常情况及时就医，可促进癌症的早期发现和早期诊断。

13. 重视跌倒风险，积极预防跌倒。

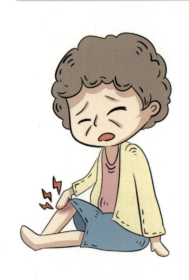

老年人90%以上的骨折由跌倒引起，跌倒是造成65岁及以上人群因伤害致死的第一位原因。老年人由于视力下降、骨质疏松、肢体肌力减退、罹患导致衰弱的疾病、服用多种药物（如降压药、降糖药、镇静剂等）等因素，发生跌倒的风险明显增大。老年人需要增强防跌倒意识，佩戴适当的眼镜以改善视力，家居环境中尽可能减少障碍物，保持通畅；改善家中照明，保证照明亮度；地面要防滑，并保持干燥；在马桶旁、浴缸旁安装扶手；淋浴室地板上应放置防滑橡胶垫；尽量少穿拖鞋，改穿有防滑鞋底的大小适合的鞋子；要避免重量较轻、易移动的家具。老年人要选择适合自己的体育锻炼方式，坚持锻炼，增强自身抗跌倒能力和平衡能力。

重视肌力锻炼，保持核心肌力。老年人肌肉力量会逐渐下降，通过力量训练可以减缓或保持肌力，提高平衡能力，预防跌倒。比如从椅子上自主站起坐下每分钟不少于10次，自重训练如坐站或深蹲，器械训练如哑铃，都是适合老年人的锻炼方式。

14. 重视骨质疏松症和骨关节疾病的预防。

骨质疏松症是由于骨密度和骨质量下降，骨微结构破坏，造成骨力学强度下降、脆性增加，从而容易发生骨折的全身性骨骼疾病。

绝经后妇女、高龄、长期使用影响骨代谢的药物（如糖皮质激素、质子泵抑制剂等）、低体重、营养不均衡、缺乏运动、脆性骨折家族史，均是骨质疏松症发生的高危人群。

双能X线吸收法（DXA）测量的骨密度T值≤-2.5即可诊断骨质疏松症。

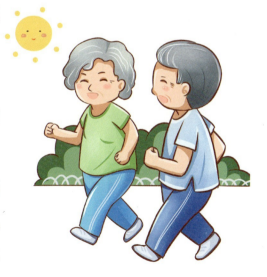

人的各个年龄阶段都应当注重骨质疏松的预防，婴幼儿和年轻人的生活方式都与成年

后骨质疏松的发生有密切联系。富含钙、低盐、低脂和适量蛋白质的均衡饮食，平均每天至少 20 分钟日照，适量的负重运动（如慢跑、快走），适量补充活性维生素 D_3 对防治骨质疏松症有益。建议绝经后妇女每天钙摄入量为 1200 毫克，每天维生素 D_3 的摄入量为 400 国际单位以上。

吸烟、过度饮酒、浓茶和过量咖啡会增加患骨质疏松症的风险。

注意膝关节保暖，避免过量体育锻炼，尽量少下楼梯，控制体重以减轻下肢关节压力。

15. 尽早识别老年痴呆，早期干预，保持生活质量。

老年期痴呆是老年期常见的一组慢性进行性神经系统退行性疾病，表现为记忆力、计算力、判断力、注意力、抽象思维能力、语言功能减退，情感和行为障碍，独立生活和工作能力丧失。

高龄、慢性疾病（高血压病、2 型糖尿病）、老年痴呆症家族史、头部重伤史、不良生活方式（吸烟、高脂饮食、缺乏运动、睡眠不足等）、低教育水平和较少社交可能会增加患病风险。

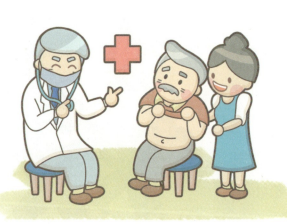

老年期痴呆最主要的类型是阿尔茨海默病，多数起病于65岁以后，主要表现为持续进行性的记忆、语言、视空间障碍及人格改变等，是不可逆转的进行性病变。一旦出现记忆力明显下降、近事遗忘突出等早期症状，要及早就诊，应该由神经科或精神科医生进行筛选评估，尽早予以多方面干预，预防或延缓老年期痴呆的发生和发展。对老年期痴呆的患者要给予充分关爱和特殊护理，尽可能保持生活质量和延长生命。

16. 接种疫苗是预防一些传染病最有效、最经济的措施。儿童出生后应按照免疫规划程序接种疫苗，老人应知晓和自愿接种相关疫苗预防疾病。

疫苗是指为了预防、控制传染病的发生、流行，用于人体预防接种的预防性生物制品。对于疫苗可预防疾病来说，相对于疾病所造成的致死、致残风险和经济、精神损失，接种疫苗所花费的钱是很少的。接种疫苗是预防传染病最有效、最经济的措施。

疫苗分为免疫规划疫苗和非免疫规划疫苗。免疫规划疫苗指政府免费向居民提供的疫苗，居民依法享有接种免疫规划疫苗的权

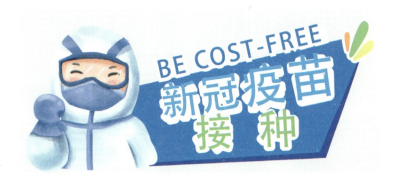

利，履行接种免疫规划疫苗的义务；非免疫规划疫苗指由居民自费并且自愿接种的其他疫苗。

我国实施国家免疫规划，现纳入国家免疫规划疫苗的种类有乙肝疫苗、卡介苗、脊髓灰质炎疫苗、百日咳白喉破伤风联合疫苗、麻疹风疹腮腺炎联合疫苗、A群流脑疫苗、A群+C群流脑疫苗、乙脑疫苗、甲肝疫苗、白喉破伤风联合疫苗、出血热疫苗、炭疽疫苗和钩端螺旋体疫苗，预防15种传染病。

我国对儿童实行预防接种证制度。在儿童出生后一个月内，其监护人应当到儿童居住地承担预防接种工作的接种单位或者出生医院为其办理预防接种证。接种单位或者出生医院不得拒绝办理。监护人应当妥善保管预防接种证。每次接种疫苗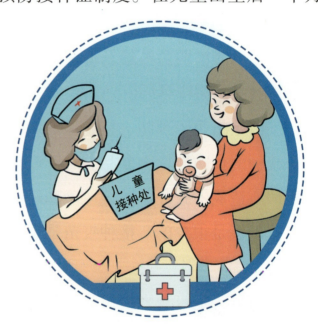时应携带预防接种证，儿童在入托、入学时需要查验预防接种证。预防接种是儿童的基本权利，儿童监护人应按照程序按时带孩子接种疫苗，因故错过接种的要尽快补种。

苏州市2016年1月1日以后出生的儿童可以免费接种2剂水痘疫苗，65—84岁户籍老人居民可以免费接种1剂23价肺炎疫苗。根据国家统一部署，老年人应积极自愿参加新冠疫苗的预防接种。

17. 在流感流行季节前接种流感疫苗可减少患流感的机会，或减轻患流感后的症状。

流感（流行性感冒）不同于普通感冒，是一种严重的呼吸道传染病。流感病毒致病性强，传播迅速，每年可引起季节性流行，严重危害公众健康。儿童、老年人、体弱者免疫力低、抵抗力弱，是流感病毒感染的高危人群。

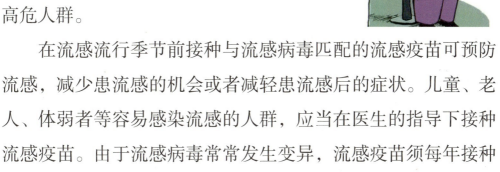

在流感流行季节前接种与流感病毒匹配的流感疫苗可预防流感，减少患流感的机会或者减轻患流感后的症状。儿童、老人、体弱者等容易感染流感的人群，应当在医生的指导下接种流感疫苗。由于流感病毒常常发生变异，流感疫苗须每年接种方能获得有效保护。

18. 艾滋病、乙肝和丙肝通过血液、性接触和母婴三种途径传播，日常生活和工作接触不会传播。

艾滋病、乙肝和丙肝病毒主要通过血液、性接触和母婴途径传播。血液传播是指被感染的血液经皮肤和黏膜暴露而传播。

与感染者共用针头和针具、输入被感染者的血液或血液成分、移植感染者的组织或器官可造成传播；与感染者共用剃须刀和牙刷、文身和针刺也可能引起传播。性接触传播是指（异性或同性）无防护性行为引起的传播，不使用安全套的性行为会由于生殖体液的接触而传播。母婴传播是指感染病毒的母亲经胎盘或分娩将病毒传给胎儿，也可以通过哺乳传给婴儿。

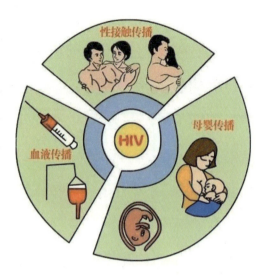

艾滋病、乙肝和丙肝病毒都不会借助空气、水或食物传播。在日常工作和生活中，与艾滋病、乙肝和丙肝病人或感染者的一般接触不会被感染。艾滋病、乙肝和丙肝一般不会经马桶圈、电话机、餐饮具、卧具、游泳池或公共浴池等公共设施传播，不会通过一般社交礼节上的接吻、拥抱传播，也不会通过咳嗽、蚊虫叮咬等方式传播。

19. 肺结核主要通过病人咳嗽、打喷嚏、大声说话等产生的飞沫核传播；出现咳嗽、咳痰 2 周以上，或痰中带血，应及时检查是否得了肺结核。

肺结核病是由结核分枝杆菌（结核菌）引起的呼吸道传

染病。痰中带有结核菌的病人有传染性，具有传染性的病人通过咳嗽、打喷嚏、大声说话产生的飞沫核（微小颗粒）传播结核菌。健康人吸入带有结核菌的飞沫核就会形成结核感染，感染结核菌的人如果抵抗力弱或感染菌量大、毒力强，就可能得结核病。

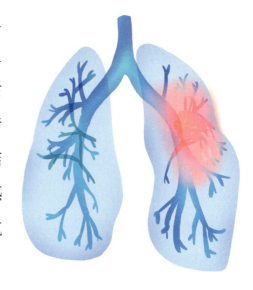

一般连续 2 周以上咳嗽、咳痰，或痰中带血，通常是肺结核的主要症状；如果对症治疗 2 周无效，或同时痰中带有血丝，就有可能是得了肺结核。怀疑得了肺结核后要及时到结核病定点医院或者结核病防治机构就诊。早期诊断和及时治疗可以提高治愈率，减少传染他人的可能性。

20. 坚持规范治疗，绝大部分肺结核病人能够治愈，并能有效预防耐药结核的产生。

我国为肺结核病人提供部分免费检查和免费抗结核药物。肺结核病人应到所在地的结核病定点医院或者结核病防治机构接受规范检查和治疗。

根据肺结核病人病情和耐药情况采取针对性的抗结核治疗，是当前治疗结核病的最主要方式。规范治疗 2～3 周后，肺结核病人的传染性就会大大降低。得了肺结核病并不可怕，只要坚持规范治疗，绝大多数肺结核病人是可以治愈的。按照医生要求，坚持早期、联合、适量、规律、全程是治愈的最重要条件，否则可能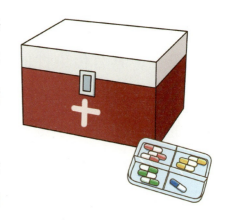会转化为难治的耐药结核病。耐多药或广泛耐药结核病的治疗疗程通常需要18～20个月，甚至更长，而且治愈率较低。

肺结核病人应该尽量避免去人群密集的公共场所，外出时应佩戴口罩。在咳嗽、打喷嚏时要用纸巾或手绢捂住口鼻，以减少结核菌的传播。家庭中有传染性肺结核患者时应尽量采取适当的隔离措施，避免家人受到传染。

21. 家养犬、猫应接种兽用狂犬病疫苗；人被犬、猫抓伤、咬伤后，应立即冲洗伤口，并尽快注射狂犬病免疫球蛋白（或血清）和人用狂犬病疫苗。

狂犬病是由狂犬病病毒引起的急性传染病，主要由携带狂犬病病毒的犬、猫等动物咬伤所致。一旦引起发病，病死率达100%。

狂犬病暴露分为三级：接触、喂养动物或者完好的皮肤被犬、猫舔舐，为Ⅰ级暴露；裸露的皮肤被犬、猫轻咬，或被犬、猫轻微抓伤，但皮肤无破损，为Ⅱ级暴露；皮肤被犬、猫抓伤、咬伤，或破损伤口被犬、猫舔舐，为Ⅲ级暴露。Ⅰ级暴露者，无须进行处置；Ⅱ级暴露者，应当立即处理伤口并接种人用狂犬病疫苗；Ⅲ级暴露者，应当立即处理伤口并注射狂犬病免疫球蛋白或血清，随后接种人用狂犬病疫苗。狂犬病疫苗一定要按照程序按时、全程接种。

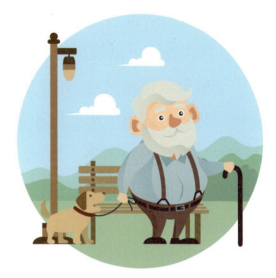

为控制狂犬病传播，饲养者要为犬、猫接种兽用狂犬病疫苗，防止犬、猫发生狂犬病并传播给人。带犬外出时，要使用犬链，或给犬戴上笼嘴，防止咬伤他人。

22. 预防蚊子、苍蝇、老鼠、蟑螂等传播疾病。

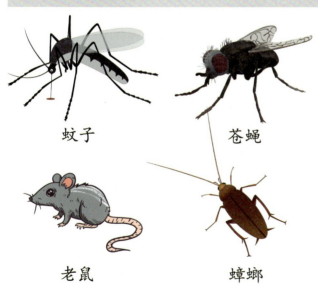

蚊子可以传播疟疾、乙脑、登革热等疾病。要搞好环境卫生，清除蚊子滋生地。根据情况选用纱门、纱窗、蚊帐、蚊香、杀虫剂等防蚊灭蚊用品，防止蚊子叮咬。

苍蝇可以传播霍乱、痢疾、伤寒等疾病。控制苍蝇的有效方法是处理好苍蝇的滋生环境，如垃圾袋装化（袋子要完好不能破损，袋口要扎紧），不乱丢垃圾，不随地大便、处理好宠物的粪便，等等。要注意保管好食物，防止苍蝇叮爬，以免感染疾病。杀灭苍蝇可以使用苍蝇拍、灭蝇灯、粘蝇纸（带、绳）等。

老鼠可以传播鼠疫、流行性出血热、钩端螺旋体病等多种疾病。要搞好环境卫生，减少老鼠的藏身之地；收藏好食品，避免老鼠对食物的污染。捕捉、杀灭老鼠可以用鼠夹、鼠笼、粘鼠板等捕鼠工具，还可以使用安全、高效的药物灭鼠。要注意灭鼠药的保管和使用方法，防止人畜中毒。

蟑螂可以传播痢疾、伤寒等多种疾病，其排泄物中的蛋白还可引起过敏性鼻炎和哮喘。蟑螂多生活在潮湿环境中，因此保持室内干燥、清洁，可以减少蟑螂的滋生。用餐后要将食物密闭存放，餐具用热水冲洗干净，炉灶等处保持清洁，及时清理地上及垃圾袋内的垃圾，可以使用药物或蟑螂粘板杀灭蟑螂。

23. 发现病死禽畜要报告，不加工、不食用病死禽畜，不食用野生动物。

许多疾病，如鼠疫、狂犬病、传染性非典型肺炎、高致病性禽流感等，可以通过动物传播。预防动物源性疾病传播，要做到以下几点：接触禽畜后要洗手；尽量不与病畜、病禽接触；不加工、不食用病死禽畜；不加工、不食用不明原因死亡的禽畜；

不加工、不食用未经卫生检疫合格的禽畜肉；不吃生的或未煮熟煮透的禽畜肉、水产品；不食用国家保护的野生动物。

发现病死禽畜要及时向畜牧部门报告，并按照畜牧部门的要求妥善处理病死禽畜。

24. 保健食品不是药品，应正确选用保健食品。

保健食品指具有特定保健功能或者以补充维生素、矿物质为目的的食品。保健食品适宜特定人群食用，具有调节机体的功能，不以治疗疾病为目的，并且在规定剂量之内，对人体不产生任何急性、亚急性或者慢性危害。保健食品可补充膳食摄入不足或调解身体机能，健康人群如果能够坚持平衡膳食，不建议额外使用保健食品。

我国依据《保健食品注册与备案管理办法》对保健食品实行注册与备案相结合的分类管理，由食品药品监督管理部门颁发《保健食品批准证书》，获得《保健食品批准证书》的食品准许使用保健食品标志。保健食品标签和说明书必须符合国家有关标准、法规的要求。消费者可根据自身需要，选择国家主管部门正式批准和正规厂家生产的合格保健食品，但保健食品不能代替药品，也不能代替食品和健康的生活方式。

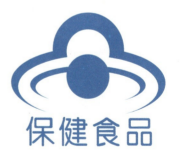

25. 中医养生保健，是指在中医理论指导下，通过各种方法达到增强体质、预防疾病、延年益寿目的的保健活动。

传统中医认为健康是"阴平阳秘，精神乃治"的一种状态。中医的基本理论是"天人相应"的整体观和"辨证施治"的防治观。中医养生保健的理念是顺应自然，阴阳平衡，因人而异，强调以中医理论为指导，以和谐适度为宗旨，以预防为核心，以综合调摄为原则，以适应广泛为模式。因此，中医养生保健将人与自然、人与社会及人体自身皆视为一个整体，主张从综合分析的角度去看待生命与生命活动，要想身体健康与长寿，就必须顺应自然，适应社会，调整自我。在中医养生保健的实践中，必须针对不同的人、不同的地区及不同的时令等来选择适宜的方法，进行辨证施养。人们要用持之以恒的精神，

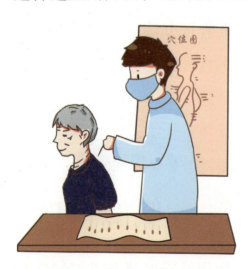

自觉地、正确地运用养生保健的知识与方法，通过自养自疗，提高身体素质和抗衰防病的能力，达到颐养身心、延年益寿的目的。

侧重于老年人的养生保健，又被称为寿老、寿亲、寿世、养老等，涉及的主要内容包括养精神、调饮食、服药饵、练形体、慎房事、适寒温等，针灸、按摩、推拿、刮痧、拔罐等，也常被用作养生保健的方法。

二、健康生活方式和行为

26. 健康生活方式主要包括合理膳食、适量运动、戒烟限酒、心理平衡，是 1992 年世界卫生组织发表的《维多利亚宣言》中提出的"人类健康四大基石"。

健康生活方式是指有益于健康的习惯化的行为方式。主要表现为生活有规律，没有不良嗜好，讲求个人卫生、环境卫生、饮食卫生，讲科学、不迷信，平时注意保健，生病及时就医，积极参加健康有益的文体活动和社会活动等。

合理膳食指能提供全面、均衡营养的膳食。食物多样才能满足人体各种营养需求，达到合理营养、促进健康的目的。一日三餐该怎么吃？中国营养学会编著的《中国居民膳食营养指南（2016）》为合理膳食提供了权威的指导，给出了6条核心推荐：（1）食物多样，谷类为主；（2）吃动平衡，健康体重；（3）多吃蔬果、奶类、大豆；（4）适量吃鱼、禽、蛋、瘦肉；（5）少盐少油，控糖限酒；（6）杜绝浪费，兴新食尚。

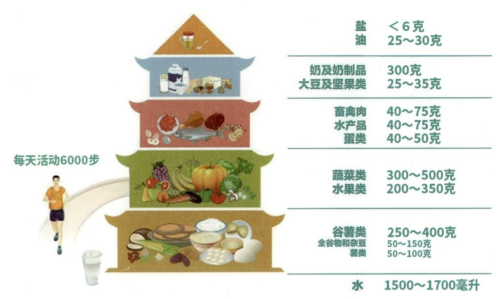

[转引自：中国营养学会. 中国居民膳食营养指南（2016）.]

适量运动指运动方式和运动量适合个人的身体状况，动则有益，贵在坚持。运动应适度量力，选择适合自己的运动方式、强度和运动量。健康人可以根据运动时的心率来控制运动强度，最大心率 = 220 − 年龄，每周至少运动3次，每次30分钟。

吸烟的人，不论吸烟多久，都应该戒烟。戒烟越早越好，任何时候戒烟对身体都有好处，都能够改善生活质量。过量饮酒会增加患某些疾病的风险，并可导致交通事故及暴力事件的增加。

心理平衡指一种良好的心理状态，即能够恰当地评价自己，应对日常生活中的压力，有效率地工作和学习，对家庭和社会有所贡献的良好状态。乐观、开朗、豁达的生活态度，将目标定在自己能力所及的范围内，建立良好的人际关系，积极参加社会活动等均有助于个体保持自身的心理平衡状态。

27. 保持正常体重，避免超重与肥胖。

正常体重有助于保持健康，预防疾病。体重过高和过低都是不健康的表现，易患多种疾病。超重和肥胖者易患心血管疾病、糖尿病和某些肿瘤等。体重正常者应保持，超重和肥胖者应将体重控制到正常范围。

2004年世界卫生大会做出《饮食、身体活动与健康全球战略》决议，倡导养成"能量平衡"的生活方式。体重是否正常取决于进食量与活动量是否平衡。食物提供人体能量，运动消耗能量。进食量大而运动量不足，多余的能量就会在体内以脂肪的形式储存下来，造成超重或肥胖；相反，若进食量不足，可引起体重过低或消瘦。依据自身的体重及变化适当调整食物的摄入量和运动量，食物的摄入主要应调整淀粉和脂肪含量高的食物。

体重是否正常可用身体质量指数（BMI）来判断，身体质量指数 = 体重（千克）/ 身高（米）^{2}。成人正常身体质量指数在 18.5～23.9 kg/m^2，身体质量指数在 24～27.9 kg/m^2 为超重，身体质量指数 ≥ 28 kg/m^2 为肥胖。老年人的身体质量指数在正常值偏高的一侧为宜。

腰围是判断超重肥胖的另一种常用指标。成年男性正常腰围的警戒线为≥85厘米，女性为≥80厘米；男性超标线为≥90厘米，女性为≥85厘米。

28. 膳食多样，谷类为主，多吃蔬菜、水果和薯类，注意荤素、粗细搭配。

从营养学角度来讲，食物可以分为谷类（米、面、杂粮等）和薯类，动物性食物（肉、禽、鱼、奶、蛋等），豆类和坚果（大豆、其他干豆类及花生、核桃等坚果），蔬菜、水果和菌藻类，纯能量食物（动植物油、淀粉、糖、酒等）五类。多种食物组成的膳食，才能满足人体各种营养需求。三餐食物要多样化，注意荤素搭配，平均每天摄入12种以上食物，每周25种以上食物。

谷类食物是我国居民传统膳食的主体，是人类最好的基础食物，也是最经济的能量来源。以谷类为主的膳食既可提供充足的能量，又可避免摄入过多的脂肪，对预防心脑血管疾病、糖尿病和癌症有益。成年人每天应摄入250～400克的谷类食物（包括薯类）。要注意粗细搭配，经常吃一些粗粮、杂粮和全谷类食物，每天最好能

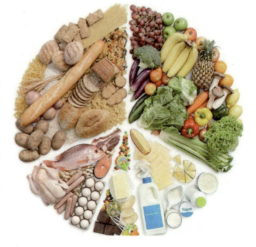

吃 50～150 克。

蔬菜、水果是维生素、矿物质、膳食纤维和植物化学物质的重要来源，薯类含有丰富的淀粉、膳食纤维及多种维生素和矿物质。蔬菜、水果和薯类能够保持肠道正常功能，调节免疫力，降低肥胖、糖尿病、高血压等慢性疾病患病风险。建议成年人每天吃蔬菜 300～500 克，水果 200～350 克。蔬菜和水果不能相互替换，建议餐餐有蔬菜，天天有水果。

老年人消化能力下降，代谢减慢，每餐进食量较多易造成消化不良，增加肝、肾等脏器负担，进食少又会造成营养摄入不足，应合理安排三餐。建议老年人三餐两点，一日三餐能量分配为早餐约 30%，午餐约 40%，晚餐约 30%，上下午各加一次零食或水果。

29. 提倡每天食用奶类、豆类及其制品，牛奶、豆浆不能互相代替。

奶类营养丰富，营养组成比例适宜，容易消化吸收，是通过膳食补充钙质的极好来源。饮奶有利于骨质健康，减少骨质丢失。青少年儿童饮奶有利于生长发育和骨骼健康，同时预防成年后发生骨质疏松。建议每人每天饮奶 300 克或相当量的奶制品。血脂异常和超重肥胖者应选择低脂、脱脂奶及其制品。

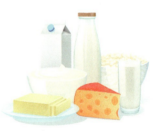

大豆含丰富的优质蛋白质、必需脂肪酸、B族维生素、维生素E和膳食纤维等营养素，且含有磷脂、低聚糖以及异黄酮、植物固醇等多种人体需要的植物化学物质。适当多吃大豆及其制品可以增加优质蛋白质的摄入量，也可防止过多消费肉类带来的不利影响。建议每人每天摄入30～50克大豆或相当量的豆制品。

30. 膳食要清淡，要少盐、少油、少糖，食用合格碘盐。

盐、油摄入过多是我国城乡居民普遍存在的膳食问题。盐摄入量过多会增加患高血压的风险。油特别是反式脂肪摄入过多，会增加患肥胖、血脂异常、动脉粥样硬化等多种慢性疾病的风险。糖摄入量过多会增加超重、肥胖的风险。膳食方面应养成清淡饮食，少盐、少油、少糖的习惯。建议每人每天食盐摄入量不超过6克（包括酱油、酱菜、酱中的含盐量）；烹调油摄入量为25～30克，反式脂肪酸摄入量不超过2克；糖的摄入量不超过50克，最好控制在25克以下。

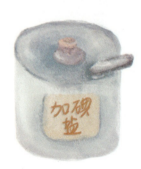

坚持食用碘盐能有效预防碘缺乏病，人体碘摄入量不足可引起碘缺乏病。成人缺碘可导致缺碘性甲状腺肿；儿童缺碘可影响智力发育，严重缺碘会造成生长发育不良、身材矮小、痴呆等；孕妇缺碘会影响胎儿大脑发育，还会引起早产、流产、胎儿畸形。

注意：高碘地区的居民、甲状腺功能亢进病人、甲状腺炎病人等少数人群不宜食用碘盐。

31. 注意预防营养不良和贫血，不得随意增减食物摄入量，摄入充足的瘦肉、动物肝脏、血及家禽、鱼虾和大豆制品。

老年人由于生理、心理和社会经济状况的改变，摄取食物量减少或消化吸收障碍而导致营养不良。调查发现老年人体重低下、贫血患病率都比较高。受肥胖、高血压、血脂异常、心脑血管疾病等慢性病的影响，老年人会有意识地减少食物摄入量，特意减少动物性食物摄入，从而减少能量、优质蛋白和可利用铁的摄取。因此，老年人不要随意增减食物摄入量，应该充足摄入瘦肉、动物肝脏、血及家禽、鱼虾和大豆制品，预防营养不良和贫血。

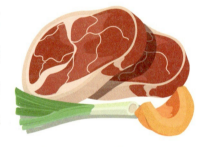

32. 讲究饮水卫生，每天适量饮水。就餐使用公筷、公勺和分餐。

生活饮用水受污染可以传播肠道传染病等疾病，还可能引起中毒。保护健康，要注意生活饮用水的安全。

保障生活饮用水安全卫生，首先要保护好饮用水源。提倡使用自来水。受污染水源必须净化或消毒处理后，才能用作生活饮用水。

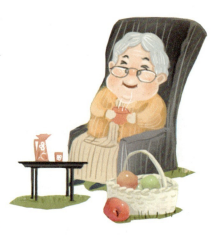

在温和气候条件下，轻体力活动的成年人每日饮水1200～1700毫升；在高温或强体力劳动的条件下，应适当增加饮水量。要主动饮水，不要等口渴了再喝水。老年人应少量多次饮水，每次50～100毫升，清晨1杯温开水，睡前1～2小时1杯水。饮水最好选择白开水，不喝或少喝含糖饮料。有心衰等病史的老年人请咨询专科医生。

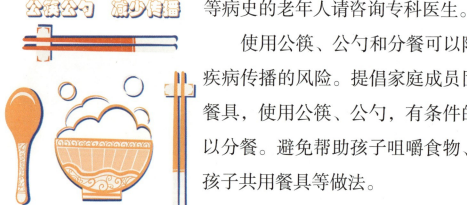

使用公筷、公勺和分餐可以降低疾病传播的风险。提倡家庭成员固定餐具，使用公筷、公勺，有条件的可以分餐。避免帮助孩子咀嚼食物、与孩子共用餐具等做法。

33. 生、熟食品要分开存放和加工，生吃的蔬菜和水果要洗净，不吃变质、超过保质期的食品。

生食品指制作食品的原料，如鱼、肉、蛋、禽、菜、粮等。熟食品指能直接食用的食品，如熟肉、火腿肠、可生吃的蔬菜、咸菜等。

在食品加工、贮存过程中，生、熟食品要分开。切过生食品的刀不能再切熟食品，盛放过生食品的容器不能再盛放熟食品，避免生、熟食品直接或间接接触。冰箱保存食物时，也要注意生熟分开，熟食品要加盖储存。

生食品要烧熟煮透再吃，剩饭剩菜应重新加热透彻再吃。碗筷等餐具应煮沸消毒。生的蔬菜、水果可能沾染致病菌、寄生虫卵、有毒有害化学物质，生吃的蔬菜和水果要洗净。

储存时间过长或者储存不当都会引起食物受污染或者变质，受污染或者变质的食品不能再食用。任何食品都有储藏期限，在冰箱里放久了也会变质。

购买预包装食品时要查看生产厂家名称、地址、生产日期和保质期，不要购买标识不全的食品。不要吃过期食物。

34．每日应当进行适量的身体活动。动则有益，贵在坚持。

身体活动指由于骨骼肌收缩产生的机体能量消耗增加的活动。进行身体活动时，心跳、呼吸加快，循环血量增加，代谢和产热加速，这些反应是产生健康效益的生理基础。

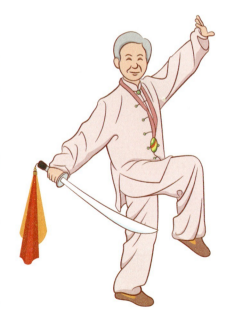

适量身体活动有益健康。动则有益，贵在坚持，适度量力。身体活动对健康的影响取决于活动方式、强度、时间和频度。

有氧运动指以躯干、四肢等大

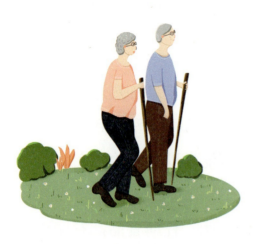

肌肉群参与为主、有节律、时间较长、能够维持在一个稳定状态的身体活动（如长跑、步行、骑车、游泳等）。例如，以每小时4千米的中等速度步行，以每小时12千米的速度骑自行车等均属于有氧运动。有氧运动有助于增进心肺功能，降低血压和血糖，增加胰岛素的敏感性，改善血脂和内分泌系统的调节功能，提高骨密度，减少体内脂肪蓄积，控制不健康的体重增加。

推荐成年人每日进行6～10千步当量的身体活动。千步当量是度量能量消耗的单位，以4千米/小时中速步行10分钟的活动量为1个千步当量，其活动量等于洗盘子或熨衣服15分钟或慢跑3分钟。千步当量相同，其活动量即相同。

运动强度可通过心率来估算。最大心率＝220－年龄。当心率达到最大心率的60%～75%时，身体活动水平则达到了中等强度。

老年人要养成运动习惯，懂得劳逸结合。规律的运动才能让老年人身体保持或产生积极的变化。连续停止运动三周后，心肺有氧能力和肌肉力量都会明显下降，再恢复运动就需要从零开始，循序渐进地进行。坚持运动不是每天进行中高强度运动，每周3～5次是最佳频率。老年人最好根据自身情况和爱好选择轻中度运动项目，如快走、慢跑、游泳、舞蹈、太极拳等。上午 10~11 点和下午 3~5 点为最佳运动时间，每次运动时间 30~60 分钟为宜。部分慢性病患者应遵医嘱适当运动。

很多慢性病是由于缺乏运动引起的，每天慢走 5000 步即可使慢性病的发病率下降 50%。建议隔日再做一个相当于中高强度 5000 步的增加量，即 100 次 / 分心率的活动 30 分钟左右，就可以更好地保持心肺有氧能力。也就是说，大约 100 次 / 分心率、有点吃力的有氧运动 30 分钟左右，就可以更好地保持心肺有氧能力。

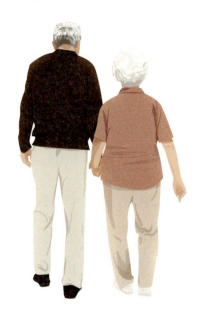

老年人肌肉力量会逐渐下降，通过力量训练可以减缓或保持肌力，有助于保持平衡防跌倒。从椅子上自主站起坐下每分钟不少于 10 次，自重训练如坐站或深蹲，器械训练如哑铃都是适合老年人的锻炼方式。

以一周为时间周期，合理安排有氧运动、体育文娱活动、肌肉关节功能活动和日常生活工作中的身体活动内容。活动强度和形式的选择应根据个人的体质状况确定，增加活动量应循序渐进。运动中发生持续的不适症状，应停止活动，必要时及时就医。

35. 吸烟和二手烟暴露会导致癌症、心血管疾病、呼吸系统疾病等多种疾病。

我国吸烟人数超过3亿，约有7.4亿不吸烟者遭受二手烟暴露的危害。每年死于吸烟相关疾病的人数超过100万。吸烟和二手烟暴露导致的多种慢性疾病给整个社会带来了沉重的负担。应积极创建无烟家庭，保护家人免受二手烟危害。

烟草烟雾含有7000余种化学成分，其中有数百种有害物质，至少有69种为致癌物。吸烟和二手烟暴露均严重危害健康，即使吸入少量烟草烟雾也会对人体造成危害。

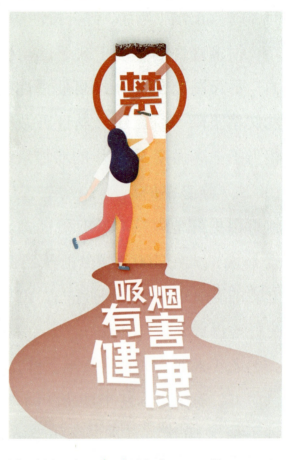

吸烟可导致多种癌症、冠心病、脑卒中、慢性阻塞性肺疾病、糖尿病、白内障、男性勃起功能障碍、骨质疏松等疾病。二手烟暴露可导致肺癌等恶性肿瘤、冠心病、脑卒中和慢性阻塞性肺疾病等疾病。90%的男性肺癌死亡和80%的女性肺癌死亡与吸烟有关。现在吸烟者中将来会有一半因吸烟而提早死亡，吸烟者的平均寿命比不吸烟者至少减少 10 年。

36. "低焦油卷烟""中草药卷烟"不能降低吸烟带来的危害。

不存在无害的烟草制品，只要吸烟就有害健康。有充分证据说明，相比于吸普通烟，吸"低焦油卷烟"并不会降低吸烟带来的危害。"中草药卷烟"与普通卷烟一样会对健康造成危害。吸烟者在吸"低焦油卷烟"的过程中存在"吸烟补偿行为"，包括用手指和嘴唇堵住滤嘴上的透气孔，加大吸入烟草烟雾量，增加吸卷烟的支数，等等。"吸烟补偿行为"的存在并未使吸烟者吸入的焦油和尼古丁等有害成分有所减少。"低焦油卷烟"和"中草药卷烟"这些烟草制品不但不能降低吸烟对健康的危害，反而容易诱导吸烟，影响吸烟者戒烟。

37. 任何年龄戒烟均可获益，戒烟越早越好。戒烟门诊可提供专业戒烟服务。

烟草制品中的尼古丁可导致烟草依赖，烟草依赖是一种慢性成瘾性疾病。戒烟可以显著降低吸烟者肺癌、冠心病、慢性阻塞性肺疾病等多种疾病的发病和死亡风险，并可延缓疾病的进展和改善

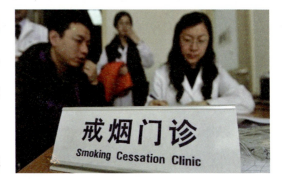

预后。减少吸烟量并不能降低其发病和死亡风险。吸烟者应当积极戒烟，戒烟越早越好，任何年龄戒烟均可获益。只要有戒烟的动机并掌握一定的技巧，都能做到彻底戒烟。研究发现，60、50、40或30岁时戒烟可分别赢得3、6、9或10年的预期寿命；戒烟10年后，戒烟者肺癌发病风险降至持续吸烟者的30%～50%；戒烟1年后，戒烟者发生冠心病的风险大约降低50%，戒烟15年后，将降至与从不吸烟者相同的水平。

吸烟者在戒烟过程中可能出现不适症状，必要时可寻求专业戒烟服务。戒烟门诊可向吸烟者提供专业戒烟服务。

38. 少饮酒，不酗酒。

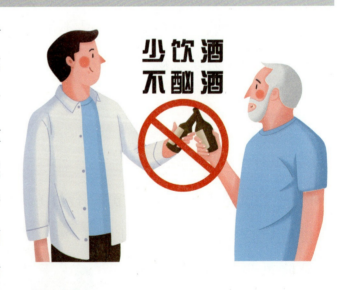

酒的主要成分是乙醇和水，几乎不含有营养成分。经常过量饮酒，会使食欲下降，食物摄入量减少，从而导致多种营养素缺乏、急慢性酒精中毒、酒精性脂肪肝等，严重时还会造成酒精性肝硬化。过量饮酒还会增加患高血压、脑卒中（中风）等疾病的风险，并可导致交通事故及暴力事件的增加，危害个人健康和社会安全。饮酒应当限量，避免饮用酒精度 45% vol 以上烈性酒，切忌酗酒。

没有饮酒习惯的建议不要饮酒，有饮酒习惯的建议成年男性一天饮用酒的酒精量不超过 25 克，成年女性不超过 15 克。禁止患有肝脏疾病者饮酒，禁止孕妇和儿童、青少年饮酒。如果饮酒成为生活的第一需要，无法克制对酒的渴望，不喝酒会出现身体、心理上的不舒服，甚至出现幻觉、妄想等精神症状，这时就需要去精神科接受相应治疗。

39. 遵医嘱使用镇静催眠药和镇痛药等成瘾性药物，预防药物依赖。

遵医嘱使用镇静催眠药和镇痛药等成瘾性药物，可以治疗和缓解病痛。不合理地长期、大量使用可导致药物依赖。药物依赖会损害健康，严重时会改变人的心境、情绪、意识和行为，引起人格改变和各种精神障碍，甚至出现急性中毒乃至死亡。因此，任何人都不要擅自使用镇静催眠药和镇痛药等成瘾性药物，包括含有麻醉药品、精神药品成分的复方制剂（如含有可待因、福尔可定等具有成瘾性成分的止咳药），

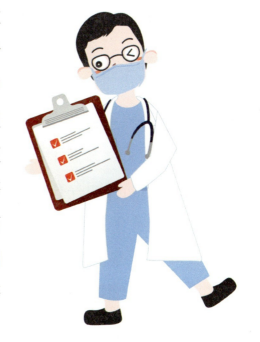

也不要随意丢弃或给他人使用。

出现药物依赖后,应去综合医院精神科或精神专科医院接受相应治疗。

正确认识关节痛,谨慎使用止痛药。疼痛是人体的保护性反应。长时间没有活动量的膝关节在开始跑步的几天或上下楼梯以后,出现疼痛是正常现象。减少疼痛关节的活动量就可好转,不要随意使用止痛剂。如有明显扭伤或其他外伤才有去就医的必要。

40. 劳逸结合,每天保证充足(6～8小时)睡眠,养成良好的睡眠习惯。

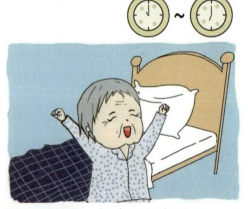

任何生命活动都有其内在节律性。生活规律对健康十分重要,工作、学习、娱乐、休息都要按作息规律进行。要注意劳逸结合,培养有益于健康的生活情趣和爱好。顺应四时,起居有常。睡眠时间存在个体差异,成人一般每天需要7～8小时睡眠,青少年儿童需要更多睡眠,老年人睡眠时间可少些。长期睡眠时间不足有害健康。

白天尽量不要睡觉,只有在晚上上床时才睡。老年人每天午休0.5～1小时。下午4点以后避免使用咖啡、茶、尼古丁及其他刺激性物质。不要企图通过喝酒帮助睡眠，它对睡眠有害。有睡意时才上床，而不是觉得是时候该去睡觉了。不要在床上做与睡眠无关的活动，如进食、看电视、听收音机及思考复杂问题等。

如果长期入睡困难或有严重的打鼾并呼吸暂停者，应当及时就医。如使用安眠药，请遵医嘱。

41. 重视和维护心理健康，学会自我疏导，遇到心理问题时应主动寻求帮助。

每个人一生中都会遇到各种心理健康问题，重视和维护心理健康非常必要。

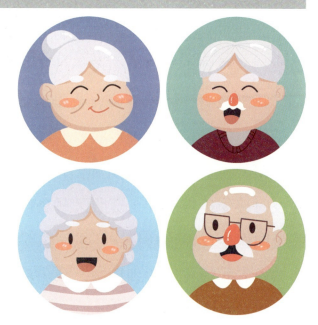

心理健康问题能够通过调节自身情绪和行为、寻求情感交流和心理援助等方法解决。采取乐观、开朗、豁达的生活态度，把目标定在自己能力所及的范围内，调适对社会和他人的期望值，建立良好的人际关系，培养健康的生活习惯和兴趣爱好，积极参加社会活动等，均有助于保持和促进心理健康。

如果怀疑有明显心理行为问题或精神疾病，要及早去精神专科医院或综合医院的心理科或精神科咨询、检查和诊治。

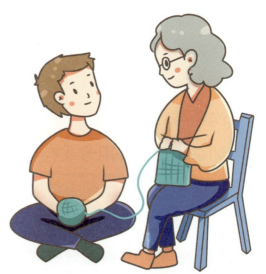

老年人一旦出现失眠、头痛、眼花、耳鸣等症状，并且心情压抑、郁闷，坐卧不安，提不起精神，为一点儿小事提心吊胆、紧张恐惧，对日常活动缺乏兴趣，常常自卑、自责、内疚，处处表现被动和过分依赖，感到生活没有意义，或出现心情烦躁、疲乏无力、胸闷、睡眠障碍、体重下降、头晕头痛等抑郁症早期症状，要及时就诊，请专科医生进行必要的心理辅导和药物治疗。

精神疾病是可以预防和治疗的。被确诊患有精神疾病者，应及时接受正规治疗，遵照医嘱全程、不间断、按时按量服药。积极向医生反馈治疗情况，主动执行治疗方案。通过规范治疗，多数患者病情可以得到控制，减少对正常生活的不良影响。

42. 重视个人血压和血糖值，定期自我监测血压，定期监测血糖。

自我测量血压前应当休息 5 分钟，避免情绪激动、劳累、吸烟、憋尿。每次测量两遍，间隔 1 分钟，取两次的平均值。

高血压患者每天至少自测血压3次（早、中、晚各1次）。警惕血压晨峰现象，防止心肌梗死和脑卒中；同时应当避免血压过低，特别是由于用药不当所导致的低血压。

老年人应该每1～2个月监测血糖一次，不仅要监测空腹血糖，还要监测餐后2小时血糖。糖尿病患者血糖稳定时，每周至少监测1～2次血糖。老年糖尿病患者血糖控制目标应当适当放宽，空腹血糖＜7.8 mmol/L，餐后2小时血糖＜11.1 mmol/L，或糖化血红蛋白水平控制在7.0%～7.5%即可。

43. 学会"中风120"，识别脑卒中预警信号。

脑卒中俗称"中风"，其致残率高，死亡率高，复发率高，在苏州市疾病死因谱中高居第二位，给患者家庭带来高额经济负担。大部分的中风可以通过急救挽救生命和减少残疾。可以通过学会"中风120"来快速判断患者是否中风了。如果判断为中风，应尽快拨打120急救电话，第一时间将患者送达有急救条件的医院。

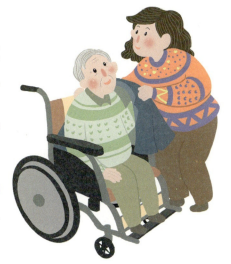

"中风120"的含义如下。

"1"是指看一张脸。中风前期，患者会发生口角歪斜、脸两边不对称的现象。

"2"是指查2只胳膊。患者把两只胳膊平行抬起，检查是否会出现单侧胳膊无力或麻木的现象。

"0"是指聆听语言。检查患者是否会有言语不清、表达困难的现象。

如果患者出现上述症状，要快速拨打120急救电话，待患者迅速送达已建成卒中救治中心的医院（见附录）进行抢救。

高血压、心脏病、糖尿病、颈动脉粥样硬化、肥胖、血脂异常、不良生活方式（吸烟、高盐饮食、饮酒、缺乏体育锻炼）等是导致脑卒中的危险因素。

44. 做好冠心病预防，识别心肌梗死典型症状。

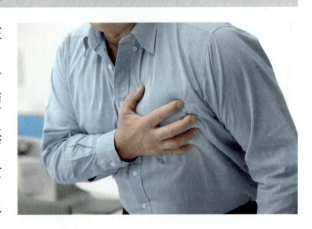

冠心病又称"缺血性心脏病"，是由于心脏上冠状动脉发生严重粥样硬化狭窄或阻塞，或在此基础上合并痉挛，以及血栓形成，引起冠状动脉供血不足、心肌缺血或梗死的一种心脏病。

高血压、血脂异常、超重与肥胖、糖尿病、不良生活方式（吸烟、高脂饮食、缺乏体力活动、熬夜）等是冠心病的高危因素，应控制好高危因素，防止冠心病发生。

心肌梗死是冠心病最严重的类型之一。心肌梗死的典型症状一般是突然出现剧烈持续且难以忍受的胸痛、胸闷，少数患者以上腹痛为首发症状。对已有高血压、糖尿病、血脂异常的老年人更应高度重视，如出现上述症状不要有忍一忍、熬一熬的想法，要尽快拨打120急救电话。此时"时间就是心肌，时间就是生命"，应迅速到已建成胸痛救治中心的医院（见附录）进行抢救。

45. 勤洗手，常洗澡，早晚刷牙，饭后漱口，不共用毛巾和洗漱用品。

用正确的方法洗手能有效地防止感染及传播疾病。每个人都应养成勤洗手的习惯，特别是制备食物前要洗手，饭前便后要洗手，外出回家后先洗手。用清洁的流动水和肥皂洗手。

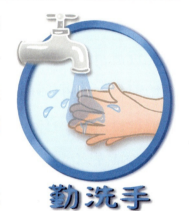

勤洗头、理发、勤洗澡、换衣，能及时清除毛发中、皮肤表面、毛孔中的皮脂、皮屑等新陈代谢产物及灰尘、细菌，防止皮肤发炎、长癣。

每天早晚刷牙，饭后漱口。用正确方法刷牙，成人使用水平颤动拂刷法刷牙。吃东西、喝饮料后要漱口，及时清除口腔内食物残渣，合理使用牙线或牙签，保持口腔卫生。每隔半年进行1次口腔检查，及时修补龋齿孔洞；及时镶补缺失牙齿，尽早恢复咀嚼功能。

洗头、洗澡和擦手的毛巾，应保持干净，并且做到一人一盆一巾，不与他人共用毛巾和洗漱用具，防止沙眼、急性流行性结膜炎（俗称"红眼病"）等接触性传染病传播；也不要与他人共用浴巾洗澡，防止感染皮肤病和性传播疾病。不与他人共用牙刷和刷牙杯。牙刷要保持清洁，出现刷毛卷曲应立即更换，一般每3个月更换一次。

46. 环境与健康息息相关，保护环境，促进健康。垃圾投放要分类。空气污染时，老年人应减少或停止户外活动。

人类所患的许多疾病与环境污染有很大的关系。无节制地消耗资源和污染环境是造成环境恶化的根源。每个人都有爱护环境卫生、保护环境不受污染的责任。

要遵守保护环境的法律法规，遵守讲求卫生的社会公德，自觉养成节约资源、不污染环境的良好习惯，努力营造清洁、舒适、安静、优美的环境，保护和促进人类健康。

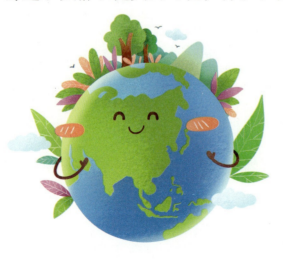

倡导简约适度、低碳环保、益于健康的生活方式。日常生活中应注意节能减排，绿色出行，爱护环境。自觉维护社区、单位等场所的卫生，爱护公共设施，不要在楼道等公共区域堆放杂物，及时清理外环境垃圾，清除病媒生物滋生地，宠物粪便应随手带走扔到垃圾桶。减少生活垃圾产生，不随意丢弃、抛撒垃圾，积极实施垃圾分类。

空气质量是反映空气污染程度的指标。常见的空气污染物有可吸入颗粒物（PM10）、细颗粒物（PM2.5）、二氧化氮、一氧化碳、二氧化硫、臭氧六种。空气质量状况通过每日的空气质量指数（AQI）来反映，数值越高，空气质量越差。每种污染物都有对应的空气质量指数（AQI）值，每日空气质量指数（AQI）值以当日六种污染物中AQI数值最大的结果来报告，其相应污染物称为首要污染物。

空气污染指数分为六档：0～50、51～100、101～150、151～200、201～300和大于300。对应于空气质量的六个级别分别为优、良、轻度污染、中度污染、重度污染和严重污染。

空气污染时可导致或加剧对老年人的健康危害。空气质量为轻、中度污染时，老年人应减少或停止户外活动；严重污染时，老年人应停止户外活动。

47. 根据天气变化和空气质量，适时开窗通风，保持室内空气流通。

阳光和新鲜的空气对维护健康来说是不可缺少的。

阳光中的紫外线能杀死多种致病微生物。让阳光经常照进屋内，可以保持室内干燥，减少细菌、霉菌繁殖的机会。室外空气质量良好时，开窗通风，可以保持室内空气流通，使室内有害气体或病菌得到稀释，预防呼吸道传染病发生。

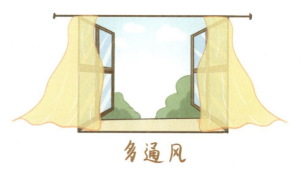
多通风

雾霾、沙尘天气及室外空气质量较差时，应关闭门窗，减少室外污染颗粒物进入室内。遇到持续雾霾天气时，应选择空气污染相对较轻的时段（可选择一天中室外大气环境相对清洁的时段，如上午9～11点、下午2～4点），开窗换气，每次20～30分钟，否则有可能造成室内二氧化碳浓度过高，出现缺氧。

48. 不在公共场所吸烟、吐痰，咳嗽、打喷嚏时遮掩口鼻。

《世界卫生组织烟草控制框架公约》指出，接触二手烟雾会造成疾病、功能丧失或死亡。室内工作场所、公共场所和公共交通工具内完全禁烟是保护人们免受二手烟危害的最有效措施。二手烟不存在所谓的"安全暴露"水平，在同一建筑物或室内，划分吸烟区和非吸烟区将吸烟者和不吸烟者分开，安装净化空气或通风设备等，都不能够消除二手烟雾对不吸烟者的危害。吸烟者应当尊重他人的健康权益，不当着他人的面吸烟，不在禁止吸烟的场所吸烟。

肺结核病、流行性感冒、流行性脑脊髓膜炎、麻疹等常见呼吸道传染病的病原体可随患者咳嗽、打喷嚏、大声说话、随地吐痰时产生的飞沫进入空气，传播给他人。因此，不要随地吐痰，咳嗽、打喷嚏时用纸巾、手绢、手肘等遮掩口鼻，这也是社会进步的表现。

49. 科学就医，戴口罩及时就诊，遵医嘱治疗，理性对待诊疗结果。

科学就医是指合理利用医疗卫生资源，选择适宜、适度的医疗卫生服务，有效防治疾病，维护健康。

生病后要及时就诊，早诊断，早治疗，以免失去治疗的最佳时机，这样不仅可以减少

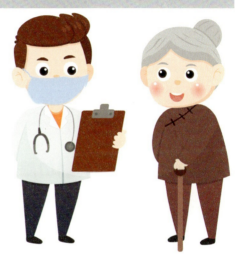

疾病危害，还可以节约看病的花费。飞沫传播是呼吸道疾病主要的传播方式，佩戴口罩可预防呼吸道病原微生物感染或传播，如新冠肺炎病毒等。戴口罩简便易行，便于普及推广，实践证明也是最有效的预防方法之一。另外，生病后要选择合法医疗机构就医，不去无医疗机构执业许可证的不合法医疗机构就医。就医遵从分级诊疗，避免盲目去大医院就诊。就医时戴好口罩，携带有效身份证件、既往病历及各项检查资料，如实向医生陈述病情，配合医生治疗，遵从医嘱按时按量用药，并

且按照医生的要求调配饮食、确定活动量、改变不健康的行为生活方式。不要有病乱求医，使用几个方案同时治疗；不要轻信偏方；不要凭一知半解、道听途说自行买药治疗；更不要相信封建迷信。

医学所能解决的健康问题是有限的，公众应当正确理解医学的局限性。医院是救死扶伤的医疗单位，要理性对待诊疗结果，不要盲目地把疾病引发的不良后果或者死亡简单归咎于医护人员的责任心和技术水平。如果对诊疗结果有异议，或者认为医护人员有过失，应通过正当渠道或法律手段解决，不能采取扰乱医疗秩序或伤害医护人员的违法行为。

50. 合理用药，能口服不肌注，能肌注不输液，在医生指导下使用抗生素。

合理用药是指安全、有效、经济地使用药物。用药要遵循能不用就不用，能少用就不多用，能口服不肌注，能肌注不输液的原则。必须注射或输液时，应做到"一人一针一管"。

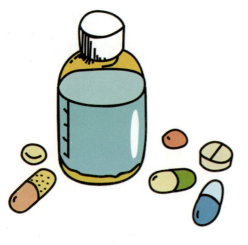

用药须严格遵守医嘱，任何药物都有不良反应，用药过程中如有不适要及时咨询医生或药师。不滥用抗生素、镇静睡眠药、麻醉药、消炎止痛药、

抗心律失常药、强心药等。不轻易采用秘方、偏方、验方、新药、洋药等。

购买药品要到合法的医疗机构和药店，处方药必须凭执业医师处方购买。服药前要检查药品有效期，禁止使用过期药品。要妥善存放药品，防止药物变质或失效，防止儿童及精神异常者接触。一旦误服、误用药物，要及时携带药品及其包装就医。

抗生素是处方药。所有抗生素在抗感染的同时都有不同程度的不良反应，甚至毒性反应。一般针对细菌感染的抗生素对病毒引起的感冒、伤风和其他上呼吸道感染无效。因此，为有效进行抗感染治疗，避免发生耐药，减少不良反应，预防滥用，必须在医生的指导下规范、合理地使用抗生素。

51. 戴头盔，系安全带，不超速，不酒驾，不疲劳驾驶，减少道路交通伤害。

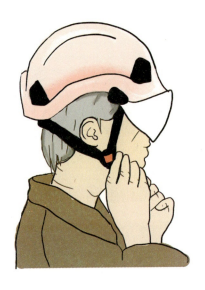

在道路交通碰撞中，佩戴安全头盔可有效减轻摩托车、电动自行车驾驶员的头部伤害，使驾驶员的死亡风险减少20%～45%。系安全带可使汽车驾乘人员的致命伤害降低40%～60%。

驾驶时，速度每增加1千米/小时，伤害危险增加3%，严重或致命伤亡危险增加 5%。酒精、毒品、某些药物会减弱驾驶人员的判断能力和反应能力。即使是较低的血液酒精含量或药物浓度，也会增加交通事故风险。疲劳驾驶显著增加严重交通事故风险。驾驶员连续驾驶 2 小时应休息 1 次，保证驾驶时精力充沛、注意力集中。

儿童乘客应使用安全座椅。安全座椅要与儿童的年龄、身高和体重相适应。汽车碰撞时，儿童安全座椅可使婴幼儿死亡率降低 54%～71%。

每个人都应对自己和他人的生命与健康负责，重视道路交通安全，严格遵守交通法规，避免交通伤害的发生。

52. 关注视听功能下降和压力性尿失禁的预防。

老年人避免随便挖耳；少喝浓茶、咖啡；严格掌握应用耳毒性药物（如庆大霉素、链霉素等）的适应证；力求相对安静的生活环境。听力下降严重时，老年人要及时到医疗机构检查，必要时佩戴助听器。定期检查视力，发现视力下降应及时就诊。

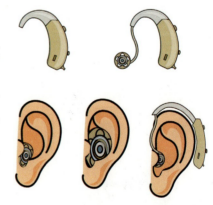

老年人要注意改变使腹压增高的行为方式和生活习惯，如长期站立、蹲位、负重、长期慢性咳嗽、便秘等，可以预防压力性尿失禁。

53. 积极参与社会活动，外出时随身携带健康应急卡。

倡导全社会关爱老年人，实现老有所养，老有所医，老有所为，老有所学，老有所乐。老年人可结合自身情况积极参加有益身心健康的体育健身、文化娱乐等活动，提倡科学、文明、健康的生活方式。

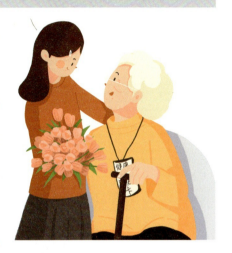

为防止突发情况，老年人外出时最好随身携带健康应急卡。卡上注明姓名、家庭住址、工作单位、家属联系方式等基本信息，患有哪些疾病，可能会发生何种情况及就地进行简单急救要点，必要时注明请求联系车辆、护送医院等事项。

三、基本技能

54. 关注健康信息，能够获取、理解、甄别、应用健康信息。

日常生活中，要有意识地关注健康信息。遇到健康问题时，能够积极主动地利用现有资源获取相关信息。对于各种途径传播的健康信息能够判断其科学性和权威性，不轻信，不盲从，优先选择政府、卫生健康行政部门、世界卫生组织、卫生专业机构和官方媒体等正规渠道和途径，获取科学、权威的健康信息及知识和技能。

对甄别后的信息能够正确理解,并自觉应用于日常生活,维护和促进自身及家人健康。

55. 能看懂食品、药品、保健品的标签和说明书。

直接向消费者提供的预包装食品标签标识应包括食品名称、配料表、净含量和规格、生产者和(或)经销者的名称、地址和联系方式、生产日期和保质期、贮存条件、食品生产许可证编号、产品标准代号及其他需要标示的内容。预包装食品标签向消费者提供食品营养信息和特性说明,包括营养成分表、营养声称和营养成分功能声称。营养成分表以一个方框表的形式标有食品营养成分名称、含量和占营养素参考值(NRV)百分比,强制标示的核心营养素包括蛋白质、脂肪、碳水化合物和钠。

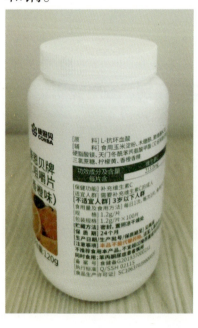

药品的标签是指药品包装上印有或者贴有的内容,分为内标签和外标签。药品内标签指直接接触药品的包装的标签,药品外标签指内标签以外的其他包装的标签。药品的内标签应当包含药品通用名称、适应证或者功能主治、规格、用法用量、生产日期、产品批号、有效期、生产企业等内容。药品外标签应当注明药品通用名称、成分、性状、适应证或者功能主治、规格、用法用量、不良反应、禁忌、注意事项、贮藏、生产日期、产品批号、有效期、批准文号、生产企业等内容。麻醉药品、精神药品、医疗用毒性药品、放射性药品、外用药品和非处方药等国家规定有专用标识的，其标签必须印有规定的标志。

药品说明书应当包含药品安全性、有效性的重要科学数据、结论和信息，用以指导安全、合理地使用药品。药品说明书的具体格式、内容和书写要求由国家食品药品监督管理部门制定并发布。药品说明书上必须注明药品的通用名称、成分、规格、生产企业及其地址、批准文号、产品批号、生产日期、有效期、适应证或者功能主治、用法用量、禁忌、不良反应和注意事项。

非处方药是可以自行判断、购买和使用的药品。非处方药分为甲类非处方药和乙类非处方药，分别标有红色或绿色椭圆形底"OTC"标记。甲类非处方药须在药店执业药师或药师指导下购买和使用；乙类非处方药既可以在社会药店和医疗机构药房购买，也可以在经过批准的普通零售商业企业购买。乙类非处方药安全性更高，

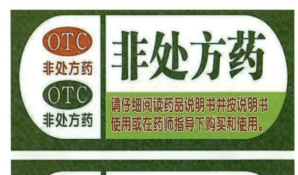
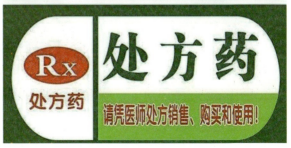

无须医师或药师的指导就可以购买和使用。

保健食品标签和说明书不得有明示或者暗示治疗作用及夸大功能作用的文字,不得有宣传疗效作用的文字。必须标明主要原(辅)料、功效成分或标志性成分及其含量、保健功能、适宜人群、不适宜人群、食用方法及食用量、规格、保质期、贮藏方法、注意事项、生产企业名称、地址、卫生许可证号、联系方式等,还应当标注保健食品标志及保健食品批准文号、生产日期、批号、净含量等。

56. 会识别常见的危险标识,如高压、易燃、易爆、剧毒、放射、生物安全等,远离危险物。

识别常见危险标识,远离危险,保护自身安全。

危险标识由安全色、几何图形和图形符号构成,用以表达特定的危险信息,提示人们周围环境中有相关危险因素存在。常见的危险标识包括高压、易燃、易爆、剧毒、放射、生物安全等。但要注意,危险标识只起提醒和警告作用,它们本身不能消除任何危险,也不能取代预防事故的相应设施。

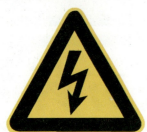
当心触电
(高压)

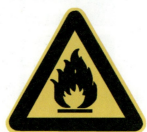
当心火灾
(易燃)

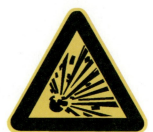
当心爆炸
(易爆)

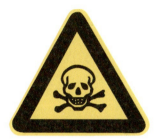 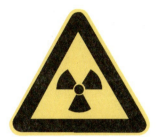 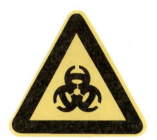

当心中毒　　　　　当心电离辐射　　　　当心感染
（剧毒）　　　　　　（放射）　　　　　（生物安全）

57. 会测量脉搏和腋下体温。

脉搏测量方法：将食指、中指和无名指指腹平放于手腕桡动脉搏动处，计1分钟搏动次数。正常成年人安静状态下脉搏次数为60～100次/分。

腋下体温测量方法：先将体温计度数甩到35 ℃以下，再将体温计水银端放在腋下最顶端后夹紧，10分钟后取出读数。

正确读数方法：用手拿住体温计的玻璃端，即远离水银柱的一端，使眼睛与体温计保持同一水平，然后慢慢转动体温计，从正面看到很粗的水银柱时就可读出相应的温度值。读数时注意不要用手碰体温计的水银端，否则会影响水银柱读数而造成测量不准。成年人正常腋下体温为36 ℃～37 ℃。

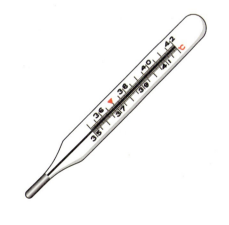

58. 重视生殖健康,避免不安全性行为,减少感染艾滋病、性病的危险。

近年来我国男性老年人艾滋病感染者数量呈上升趋势,与老年人艾滋病防治知识缺乏、防病意识淡薄有关。

老年人要重视生殖健康,保持个人卫生,预防生殖道感染。同时,老年人性生活时还应注意身体状况,预防心脑血管风险,注意用药安全等。特别是男性老人更要避免不安全性行为,要正确使用安全套。一方面,可以避免接触感染病原体的体液,减少感染艾滋病、乙肝和大多数性传播疾病的风险;另一方面,可以阻断精子与卵子的结合,防止意外怀孕。

要选择有效期内、无破损、大小合适的安全套,掌握安全套的正确使用方法,坚持每一次性生活全程正确使用。性生活后要检查安全套有无破裂或脱落,若有破裂或脱落,要立即采取紧急避孕措施。

不要重复使用安全套,每次使用后应打结丢弃。

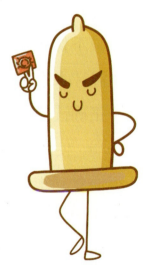

59. 妥善存放和正确使用农药等有毒物品,谨防儿童接触。过期药品及时处置。

农药可经口、鼻、皮肤等多种途径进入人体,使人中毒,须谨防儿童接触农药等有毒物质。

家中存放的农药、杀虫剂等有毒物品，应当分别妥善存放于橱柜或容器中，并在外面加锁。保管敌敌畏、乐果等易挥发失效的农药时，一定要把瓶盖拧紧。有毒物品不能与粮油、蔬菜等堆放在一起，不能存放在既往装食物或饮料的容器中，以免发生误服中毒事故。已失效的农药和杀虫剂不可乱丢乱放，防止误服或污染食物、水源。

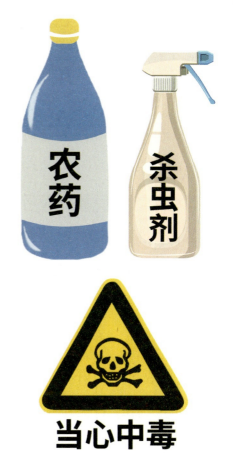

家用杀虫剂、灭鼠剂、灭蟑毒饵等严格按照说明书使用，放置在不易被儿童接触到的地方，以免误食。

施用农药时，要严格按照说明书并且遵守操作规程，注意个人防护。严禁对收获期的粮食、蔬菜、水果施用农药。严防农药污染水源。

对误服农药中毒者，如果患者清醒，要立即设法催吐。经皮肤中毒者，要立即冲洗污染处皮肤；经呼吸道中毒者，要尽快脱离引起中毒的环境。中毒较重者，要立即送医院抢救。

定期清理个人常用药品，发现过期药品及时处置。服药前一定要看清药品名称和药品有效期，以防误服。

60. 寻求紧急医疗救助时拨打120，寻求健康咨询服务时拨打12320。

需要紧急医疗救助时，拨打120急救电话求助。电话接通后，要准确报告病人所在的详细地址、主要病情，以便救护人员做好救治准备；同时，报告呼救者的姓名及电话号码。必要时，呼救者可通过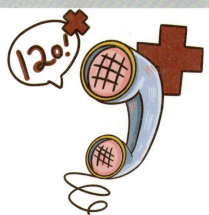电话接受医生指导，为病人进行紧急救治。通话结束后，应保持电话畅通，方便救护人员与呼救者联系；在保证有人看护病人的情况下，最好安排人员在住宅门口、交叉路口、显著地标处等候，引导救护车的出入，争取抢救时间。

若是出现成批伤员或中毒病人，必须报告事故缘由、罹患人员的大致数目，以便120急救中心调集救护车辆，报告政府部门，通知各医院救援人员集中到出事地点。

12320是政府设置的公共卫生公益热线，是卫生系统与社会、公众沟通的一条通道，是社会公众举报投诉公共卫生相关问题的一个平台，是向公众传播卫生政策信息和健康防病知识的一个窗口。在生活中遇到相关问题，公众可通过拨打12320进行咨询或投诉。

61. 发生创伤出血量较多时，应立即止血、包扎；对怀疑骨折的伤员不要轻易搬动。

受伤出血时，应立即止血，以免出血过多损害健康甚至危及生命。小的伤口只需简单包扎即可止血；出血较多时，如果伤口没有异物，应立即采取直接压迫止血法止血。如果伤口有异物，异物较小时，要先将异物取出；异物较大、较深时，不要将异物拔出，在止血同时固定异物，尽快就医。处理出血的伤口时，要做好个人防护，尽量避免直接接触血液。

对怀疑骨折的伤员进行现场急救时，在搬移前应当先固定骨折部位，以免断骨刺伤血管、神经，但不要在现场进行复位。如果伤势严重，应在现场急救的同时，拨打120急救电话，迅速到已建成创伤救治中心的医院（见附录）进行抢救。

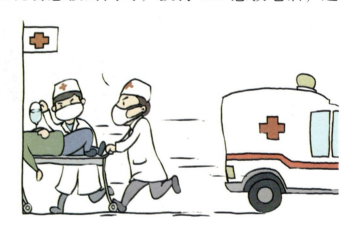

积极参加急救培训，掌握创伤止血技能。

62. 遇到呼吸、心搏骤停的伤病员，会进行心肺复苏。

心肺复苏（CPR）可以在第一时间恢复伤病员呼吸、心跳，挽救伤病员生命，心肺复苏主要用于抢救心肌梗死等危重急症，以及触电、急性中毒、严重创伤等意外事件造成的呼吸、心搏骤停伤病员。心肺复苏有三个步骤，依次是胸外心脏按压、开放气道、人工呼吸。胸外心脏按压即救护者将一只手掌根放在伤病员胸骨正中两乳头连线水平位置，双手掌根重叠，十指相扣，掌心翘起，两臂伸直，以髋关节为支点，用上半身的力量垂直按压。按压深度至少5厘米，按压频率至少100次/分钟，连续按压30次；用仰头举颏法打开气道；口对口人工呼吸（婴儿口对口鼻），吹气时间1秒钟，连续吹2口气。30次胸外按压、2次人工呼吸为一个循环，连续做5个循环，然后判断伤病员有无呼吸。如果无呼吸，继续做5个循环，直至复苏成功或救护车到来。

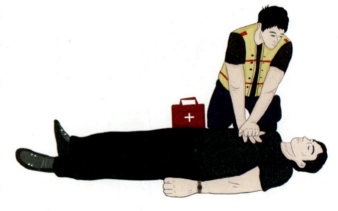

积极参加现场急救技能培训，掌握心肺复苏技术。

63. 抢救触电者时，要首先切断电源，不要直接接触触电者。

在施救触电者之前，首先做好自我防护。在确保自我安全的前提下，立即关闭电源，用不导电的物体如干燥的竹竿、木棍等将触电者与电源分开。千万不要直接接触触电者的身体，防止救助者发生触电。

防止触电发生，学习安全用电知识。正确使用家用电器，不超负荷用电；不私自接拉电线；不用潮湿的手触摸开关和插头；远离高压线和变压器；雷雨天气时，不站在高处，不在树下避雨，不打手机，不做户外运动。

64. 发生火灾时，用湿毛巾捂住口鼻、低姿逃生，拨打火警电话119。

突遇火灾时，如果无力灭火，应当不顾及财产，迅速逃生。因为火灾会产生炙热的、有毒的烟雾，所以在逃生时不要大喊大叫，应当用潮湿的毛巾或者衣襟等物捂住口鼻，用

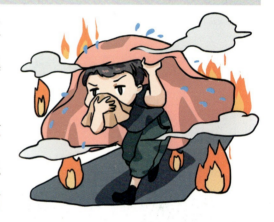

尽可能低的姿势，有秩序地撤离现场。不要乘坐电梯，不要选择跳楼。

家庭最好配备家用灭火器、应急逃生绳、简易防烟面具、手电筒等火灾逃生用品。进入商场、宾馆、酒楼、影院等公共场所时，应首先熟悉安全通道，以备发生火灾时迅速从安全通道逃生。

发现火灾，应立即拨打119火警电话报警，准确报告失火地址、火势大小。如有可能，应尽量提供详细信息，如是否有人被困，是否发生爆炸或毒气泄漏，等等。在说不清楚具体地址

时，要说出地理位置、周围明显建筑物或道路标志。

65．发生地震时，选择正确避震方式，震后立即开展自救互救。

地震时，身处平房或楼房低层，应迅速跑到室外空旷处。身处楼房高层时，要迅速躲在坚固的家具旁、承重墙的内墙角或开间小的房间，远离门窗、外墙、阳台，不要跳楼，不要使用电梯。关闭电源、火源。在室外时要避开高大建筑物、玻璃幕墙、立交桥、高压电线等易发生次生灾害的地方。

如果地震被埋，要坚定生存信念；保存体力，不要大喊大叫；可用砖头、铁器等击打管道或墙壁发出求救信号。震后不要立即返回建筑物内，以防余震发生。

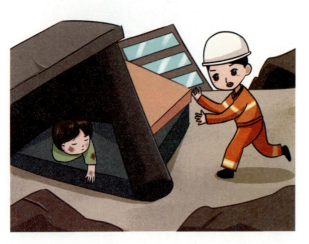

震后救护伤员时，要立即清理口鼻异物，保持呼吸道通畅；对出血部位及时止血、包扎；对骨折部位进行固定。

66．会进行家庭血压正确测量。

血压测量是了解血压水平、诊断高血压、指导治疗、评估降压疗效及客观病情变化的主要手段。目前有三种方法测量血压：诊室血压、动态血压和家庭血压。前两种血压的测量一般在医护人员指导下进行，家庭血压是自己或者家人自我进行的测量血压，其正确测量方法如下。

（1）测量血压前30分钟内不吸烟，不喝咖啡，不饮酒，不剧烈活动，心绪平稳。排空膀胱，至少休息5分钟。测量血压时，患者务必保持安静，不讲话。

（2）采用国家计量部门批准和定期校准的合格台式水银血压计或其他款式的血压计。《中国老年高血压管理指南2019》推荐使用经国际标准化认证的上臂式电子血压计，不推荐常规使用腕式血压计或手指式血压计。水银血压计需要听诊技术，容易发生测量和记录偏差，且水银血压计有汞污染的问题，将逐步被限制（淘汰）。

坐位测量需要适合所测手臂高度的桌子及有靠背的椅子；卧位测量需要有可使肘部能外展45°的床。

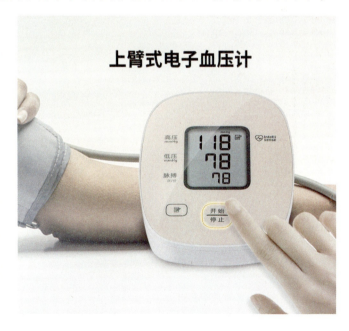

上臂式电子血压计

坐位测血压时，双脚自然平放；上臂与胸壁成40°放于桌上；用手触摸肘窝，找到肱动脉跳动的部位；将袖带的胶皮袋中心置于肱动脉上，袖带下缘距肘横纹2横指，松紧以能插入1～2指为宜。裸臂绑好袖带，袖带必须与心脏保持同一水平。

血压未达标或不稳定的患者，早晚各测1次，最好在早上起床排尿后、服药前，晚上在临睡前，连续测量1周。

连续测量血压2～3遍/次，间隔1分钟/遍，取后两遍血压的平均值。

主要参考文献

1. 中华人民共和国全国人民代表大会常务委员会. 中华人民共和国食品安全法（2021年第二次修正）. 2021.

2. 中华人民共和国全国人民代表大会常务委员会. 中华人民共和国人口与计划生育法（2021年第二次修正）. 2021.

3. 中华人民共和国全国人民代表大会常务委员会. 中华人民共和国疫苗管理法. 2019.

4. 中华人民共和国全国人民代表大会常务委员会. 中华人民共和国药品管理法（2019年修订）. 2019.

5. 中华人民共和国国务院. 疫苗流通和预防接种管理条例（2019年修订）. 2019.

6. 中华人民共和国国家卫生和计划生育委员会. 中国公民健康素养——基本知识与技能（2015年版）. 2015.

7. 中华人民共和国国家卫生和计划生育委员会. 预防接种工作规范（2016年版）. 2016.

8. 中华人民共和国国家卫生和计划生育委员会. 国家基本公共卫生服务规范（第三版）. 2017.

9. 中华人民共和国国家食品药品监督管理总局．保健食品注册与备案管理办法．2016．

10. 中华人民共和国国家卫生健康委员会办公厅．中国结核病预防控制工作技术规范（2020年版）．2020．

11. 中国营养学会．中国居民膳食营养指南（2016）．人民卫生出版社，2016．

12. 中国营养学会．中国居民膳食营养指南（2016）（科普版）．人民卫生出版社，2016．

13. 《中国成人血脂异常防治指南》修订联合委员会．中国成人血脂异常防治指南（2016年修订版）．人民卫生出版社，2017．

14. 中国老年医学学会高血压分会，国家老年疾病临床医学研究中心中国老年心血管疾病防治联盟．中国老年高血压管理指南（2019）．人民卫生出版社，2019．

15. 陈君石，黄建始．健康管理师．中国协和医科大学出版社，2007．

16. 陈建勋，等．健康管理的理念和实践．中国公共卫生管理．2006，22（1）．

17. 罗伯塔·E.瑞克里，C.杰西·琼斯．老年人体适能测试手册：2版．安江红，谭京京，孙金秋，译．人民体育出版社，2017．

18. 王翔朴．卫生学大辞典．华夏出版社，1999．

19. 苏州市卫生健康委员会，苏州市爱国卫生运动与健康促进委员会办公室，苏州市疾病预防控制中心．苏州市慢性病防控健康教育核心信息及释义（2018版）．2018.

20. 苏州市爱国卫生运动与健康促进委员会办公室，苏州市文明办公室．苏州市民健康公约．2020.

附 录

一、苏州市卒中救治中心名单（截至 2020 年 12 月。该名单实行动态管理，由国家卫健委相应评审机构或部门认证和复评管理公布，仅供参考。）

苏州大学附属第一医院

苏州大学附属第二医院

苏州市立医院（本部）

苏州市立医院（东区）

苏州市立医院（北区）

苏州市中医医院

张家港市第一人民医院

张家港市中医医院

张家港市第三人民医院

张家港市第五人民医院

张家港市第六人民医院

张家港澳洋医院

常熟市第一人民医院

常熟市第二人民医院

常熟市中医院（新区医院）

太仓市第一人民医院

太仓市中医医院

昆山市第一人民医院

昆山市中医医院

昆山市第三人民医院

苏州市第九人民医院

江苏盛泽医院

苏州市吴中人民医院

苏州市中西医结合医院

苏州市相城人民医院

苏州九龙医院

苏州工业园区星海医院

苏州高新区人民医院

苏州科技城医院

苏州明基医院

二、苏州市胸痛救治中心名单

（截至 2020 年 12 月。该名单实行动态管理，由国家卫健委相应评审机构或部门认证和复评管理公布，仅供参考。）

苏州大学附属第一医院

苏州大学附属第二医院

苏州市立医院（北区）

苏州市中医医院

张家港市第一人民医院

张家港市中医医院

张家港市第三人民医院

张家港市第五人民医院

张家港澳洋医院

常熟市第二人民医院

常熟市中医院（新区医院）

太仓市第一人民医院

太仓市中医医院

昆山市第一人民医院

昆山市中医医院

昆山市第二人民医院

昆山市第三人民医院

昆山市第四人民医院

昆山市第五人民医院

昆山市第六人民医院

昆山市花桥人民医院

苏州市第九人民医院

苏州市中西医结合医院

苏州市相城人民医院

苏州金阊医院

苏州九龙医院

苏州工业园区星海医院

苏州工业园区星湖医院

苏州科技城医院

苏州高新区人民医院

苏州明基医院

三、苏州市创伤救治中心名单（截至 2020 年 12 月。该名单实行动态管理，由国家卫健委相应评审机构或部门认证和复评管理公布，仅供参考。）

苏州大学附属第一医院

苏州大学附属第二医院

苏州大学附属儿童医院

苏州市立医院（北区）

苏州市中医医院（骨伤）

张家港市第一人民医院

张家港澳洋医院

常熟市第一人民医院

常熟市第二人民医院

常熟市中医院

太仓市第一人民医院

昆山市第一人民医院

昆山市中医医院

苏州市第九人民医院

苏州市中西医结合医院

苏州市相城人民医院

苏州九龙医院

苏州科技城医院